いつまでもキレイが続く!

大人女子のためのデンタルケア事典

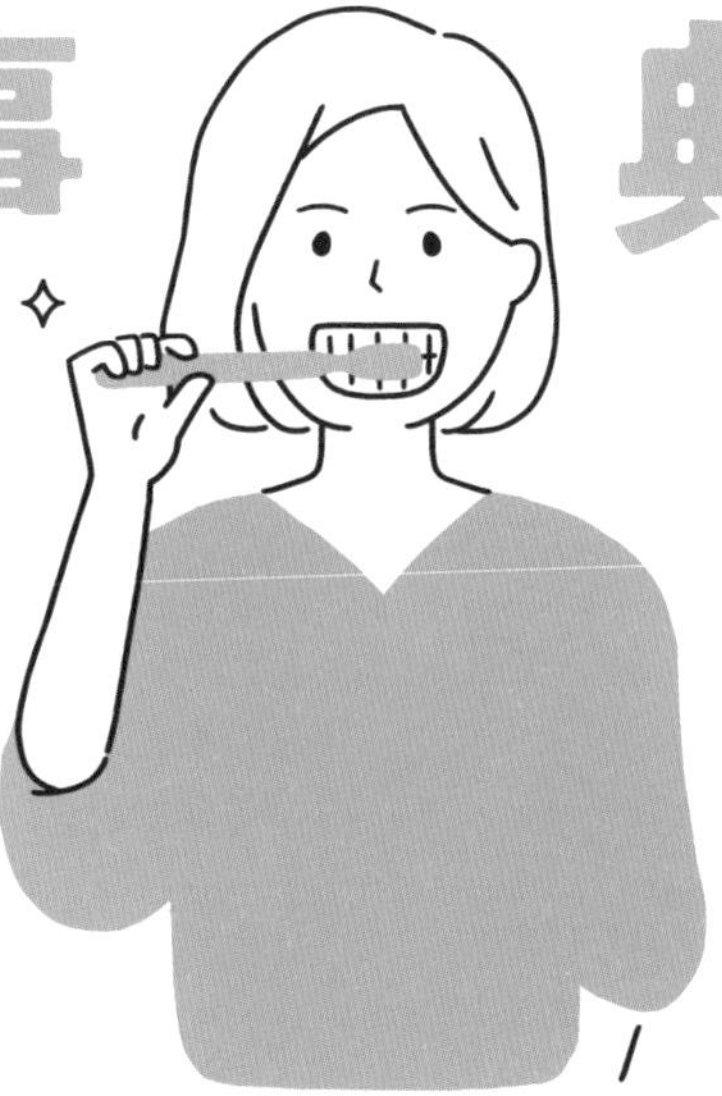

一般社団法人
歯の寿命をのばす会

はじめに

40歳になったら始める！健康でキレイな歯を長持ちさせる習慣

「自分の歯は何本ありますか？」
「神経を取った歯は何本ありますか？」

こう聞かれて、すぐに答えられる方は少ないと思います。自分の歯とは、インプラントやブリッジ、入れ歯ではない、「正真正銘の自分の歯」のことです。これまで「歯が抜けたことがない」「抜歯をしたことがない」という方は、いま生えている歯がそのまま自分の歯になります。神経を取っている歯の本数となると、さらに難しいかも知れません。

ただ、答えられないからといって、あなたが悪いわけではありません。これには、日本の医療保険制度が少なからず関係しているからです。

日本の歯科治療の技術はレベルが高く、自己負担は原則3割で済むことから、諸外国と比較して、よい治療を安価に受けることができます。とても素晴らしいことではありますが、実は別の影響もあります。それは、簡単に治療を受けられるために「歯は痛くなったら治療すればいい」「治療すれば治るから大丈夫」と虫歯や歯周病から自分の歯を守る意識が弱くなってしまうことです。

「治る」には2つ意味があるのをご存知でしょうか。たとえば、「虫歯が治った」と「かぜが治った」では同じ治るという言葉を使っていますが、まったく違う状態なのです。

虫歯治療で治っても、虫歯で削った歯は修復されませんし、抜いた歯は再び生えてきません。つまり、歯は治療しても元に戻ることはないのです。でも、多くの方はかぜが治るときと同じようなイメージで元に戻ると思っていたりします。治るという誤解が歯を早く失ってしまう原因のひとつになっています。

私は歯科医師として患者さんを治療する傍ら、一般社団法人歯の寿命をのばす会の代表としても活動しています。会の目的は、「全国の患者さんに歯の真実を知ってもらい、日本人の歯の寿命を延ばすこと」です。

ほとんどの女性は肌のシミやシワを防ぐために、化粧水を使って毎日スキンケアをしているると思います。歯も同じように、いまの状態をキープするには日頃からのセルフケアがとても大切で、歯の健康を保つ習慣がなければ、加齢に伴ってどんどん悪くなっていきます。一方、セルフケアだけで歯を守ることは非常に難しく、歯科医院で定期的にメンテナンスを受けることが大切です。なぜなら、虫歯や歯周病は自覚症状がなくても進行することが多いため、痛みを感じたときはすでにかなり悪い状態になっているからです。

歯を失ったときに、「もっと早くから歯を大切にしておけばよかった」とほぼすべての患者さんが後悔されています。私は20年以上にわたり、そんな患者さんの姿を見てきて、そのたびに胸が苦しくなりました。そうした経験から、歯を失って悲しむ患者さんを減らしたい、多くの方に歯の寿命を延ばすための知識をわかりやすく伝えたいと思い、本書を当会会員の歯科医師の先生たちと一緒に出版することにしました。

この本は、主に40代女性を読者ターゲットとしています。日本人は40代で1本目の歯を失うケースが多く、歯周病も40代になるとかかりやすくなります。女性は男性に比べて健康や美容に対する意識が高いことから、まずは女性に歯の正しい知識と習慣を身につけていただき、そこからパートナーやお子さん、ご家族、友人に伝えていってほしいと考えました。妊娠や出産時、更年期などに気をつけたい、女性特有の歯のトラブルに関する情報も取り上げています。

また、本書の中では、会員の先生317人(2023年1月時点)に対して行ったアンケート調査の回答結果(有効回答数147)を掲載しています。「ハブラシは手用と電動でどちらがおすすめか」「信頼できる歯科医院の見分け方」「お金をかけても受けたほうがいい自由診療」など、先生方の貴重な意見がまとまっていますので、ぜひ参考にしてください。

この本を通して歯の正しい知識が多くの方に広まり、日本人の歯の寿命が延びるきっかけとなることを歯の寿命をのばす会会員のすべての歯科医師で願っています。

一般社団法人 歯の寿命をのばす会代表
伊勢海信宏

はじめに

PART 1

日本人の歯の常識は非常識

PART 2

歯のしくみと治療のキホン

PART 3

10年後に差がつく歯を守る習慣と壊す習慣

PART 4

もっと歯医者さんを活用しよう！

✦ ブックデザイン　市川佳奈（アイル企画）
✦ 編集協力　玉絵ゆきの
✦ イラスト　さかたともみ
✦ 校正　株式会社RUHIA

本書掲載のアンケート調査「歯医者さん300人に聞いた歯の常識」は、一般社団法人歯の寿命をのばす会に参加する317の会員歯科医院を対象に2023年１月に実施した（有効回答数は147）。

PART 1

日本人の歯の常識は非常識

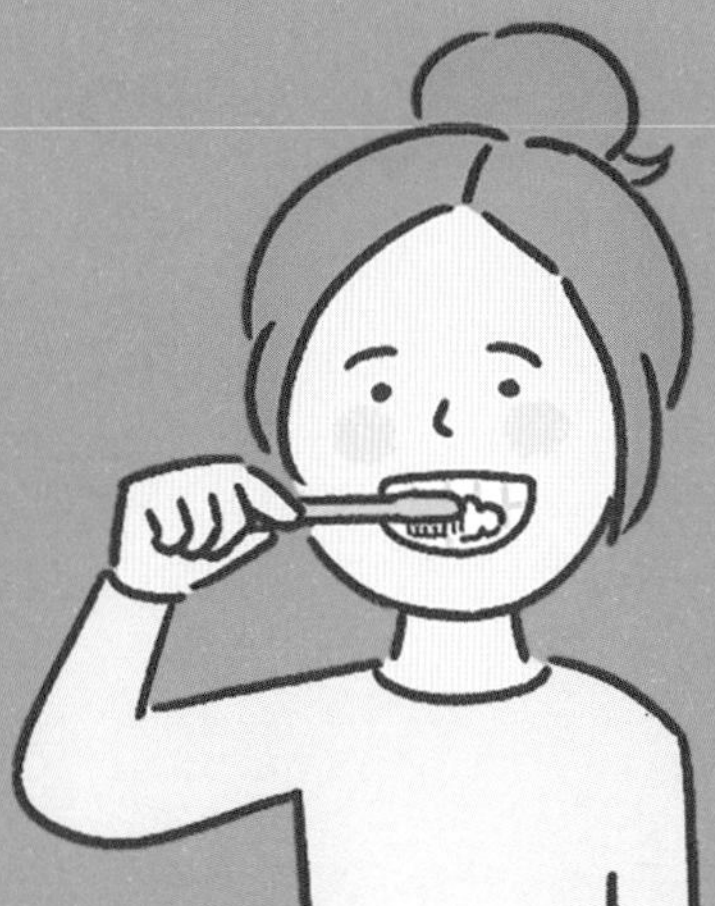

PART 1

1

素敵な笑顔に大切な3つのこと

笑顔が素敵な人はどこが違う?

ファッション雑誌に登場するモデルの「歯が見える笑顔」はとても素敵に感じます。ハツラツとした印象で、見ているほうも嬉しくなってしまいます。

素敵な笑顔には口元が重要となりますが、口元がキレイに見えるためにはどんな要素が必要でしょうか。次に挙げる3つがポイントだと思います。

ポイント❶ 輝く白い歯

歯の変色には、「内因性」と「外因性」の2つの要因があります。「内因性」の主な要因は加齢です。歳をとると歯の内部がだんだんと黄ばんでいきます。

一方、「外因性」の主な要因は食べ物や飲み物です。コーヒーや緑茶、ワイン、カレー、ミートソースなどに含まれる色素が歯の表面に付着することで変色します。

たばこを吸う人はたばこに含まれるタールによって歯が黄ばみます。

これらは一般的に「ステイン(着色汚れ)」と呼ばれ、毎日の歯磨きやうがいでは簡単に落とすことができません。保険適用外ですが、歯科医院でステイン除去とホワイトニングをすることで白くできます。

ポイント❷ 歯並びのよさ

歯並びは、歯列矯正によって整えることができます。これまでの治療歴やそのときの健康状態などにもよりますが、**歯列矯正に年齢制限はなく、40代や50代からでも歯列矯正は可能です。**

ポイント❸ 歯ぐきのキレイさ

健康的な歯ぐきは、薄いピンク色でギュッと固くしまっています。しかし、歯周病になると、歯ぐきの下にある「歯槽骨《しそうこつ》」がやせることで歯ぐきも一緒に下がり、歯と歯の間に黒い隙間が生じます。これを「ブラックトライアングル（黒い三角形）」と呼びます。

ブラックトライアングルは、見た目の影響だけでなく、隙間に食べ物が挟まってばい菌が繁殖しやすくなるので、歯周病のさらなる悪化や虫歯の原因になります。素敵な笑顔を維持するためにも、歯周病予防はとても重要です。

素敵な笑顔に若さは関係ない

人の目を気にせず自然に笑える人の多くは、自分の歯に自信を持っています。これには若さは関係ありません。40～50代で虫歯がほとんどない人、60～70代で自分の歯の大部分が残っている人は、それを誇りに思っています。その誇りが自信につながり、心に余裕が生まれ、何事にも積極的になれるのでしょう。

いくつになっても素敵な笑顔でいるためには、虫歯や歯周病にならないで、キレイな歯を維持することが大切です。そして、歯磨きなどのおうちケアと歯科医院での定期メンテナンスがキレイな歯の維持に欠かせないのです。

✦ 素敵な笑顔をつくる口元の3要素

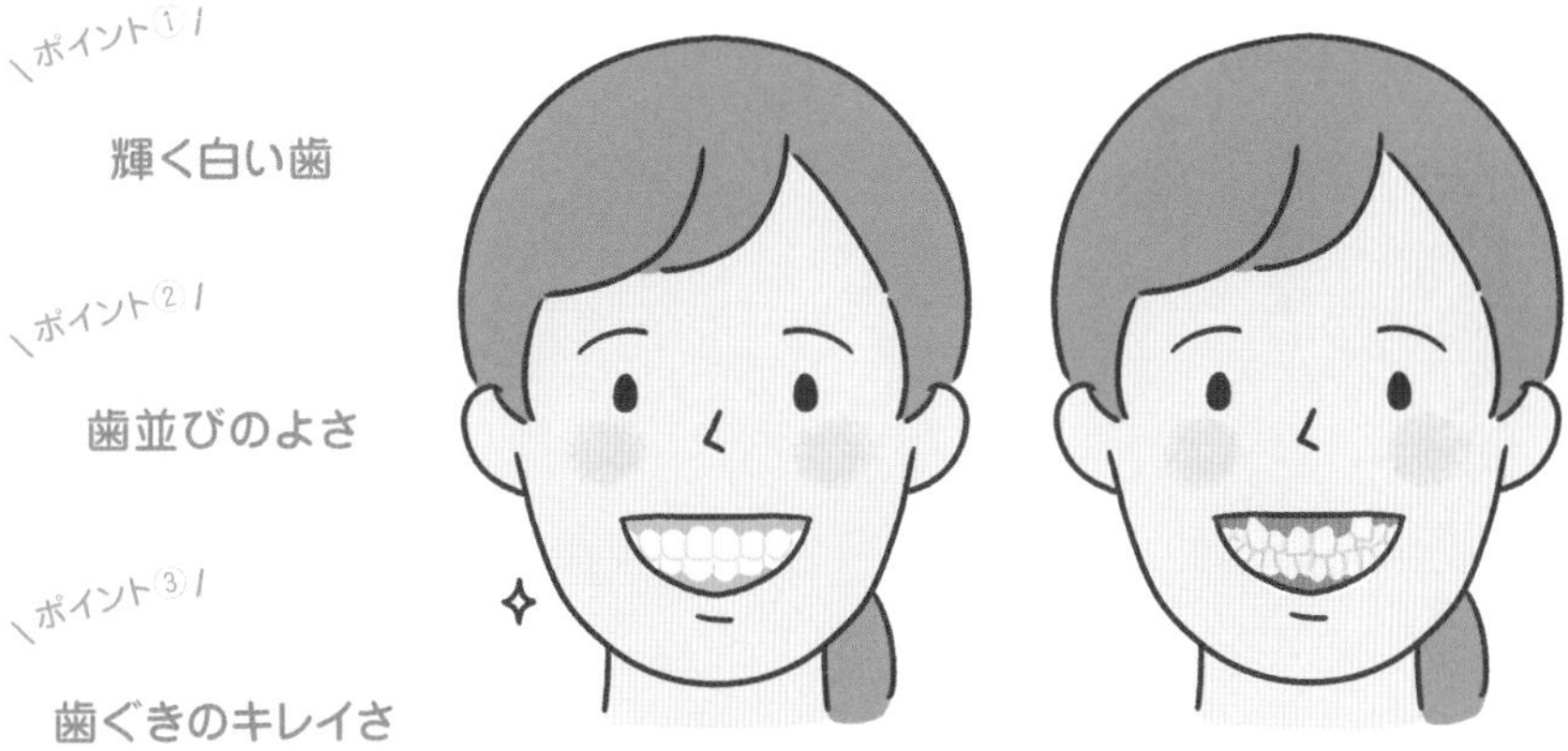
ポイント①
輝く白い歯
ポイント②
歯並びのよさ
ポイント③
歯ぐきのキレイさ

素敵な笑顔　　もったいない笑顔

PART 1

2 お肌は25歳、お口は40歳が曲がり角

40歳を超えると歯周病リスクが高まる

虫歯は、性別や年齢に関係なくかかる病気です。一方、**歯周病は加齢に伴い40歳を超えたくらいから一気にリスクが高まります。**

患者さんの多くは、歯を失う原因は虫歯だと思っていますが、日本人が歯を失う原因として虫歯と同じくらい多いのが歯周病です。歯周病になると、歯を支えている「歯槽骨」が溶けていきます。最終的には歯がグラグラして抜けてしまうのです。

日本人は40代で1本目の歯を失う

歯の寿命をのばす会が実施したアンケート調査「歯医者さん３００人に聞いた歯の常識」で「歯が悪くなる分岐点は何歳頃だと感じますか?」と質問したところ、最も多い回答は「40代（41％）」でした。その理由としては、

歯医者さん300人に聞いた歯の常識❶ 歯が悪くなる分岐点は何歳頃だと感じますか?

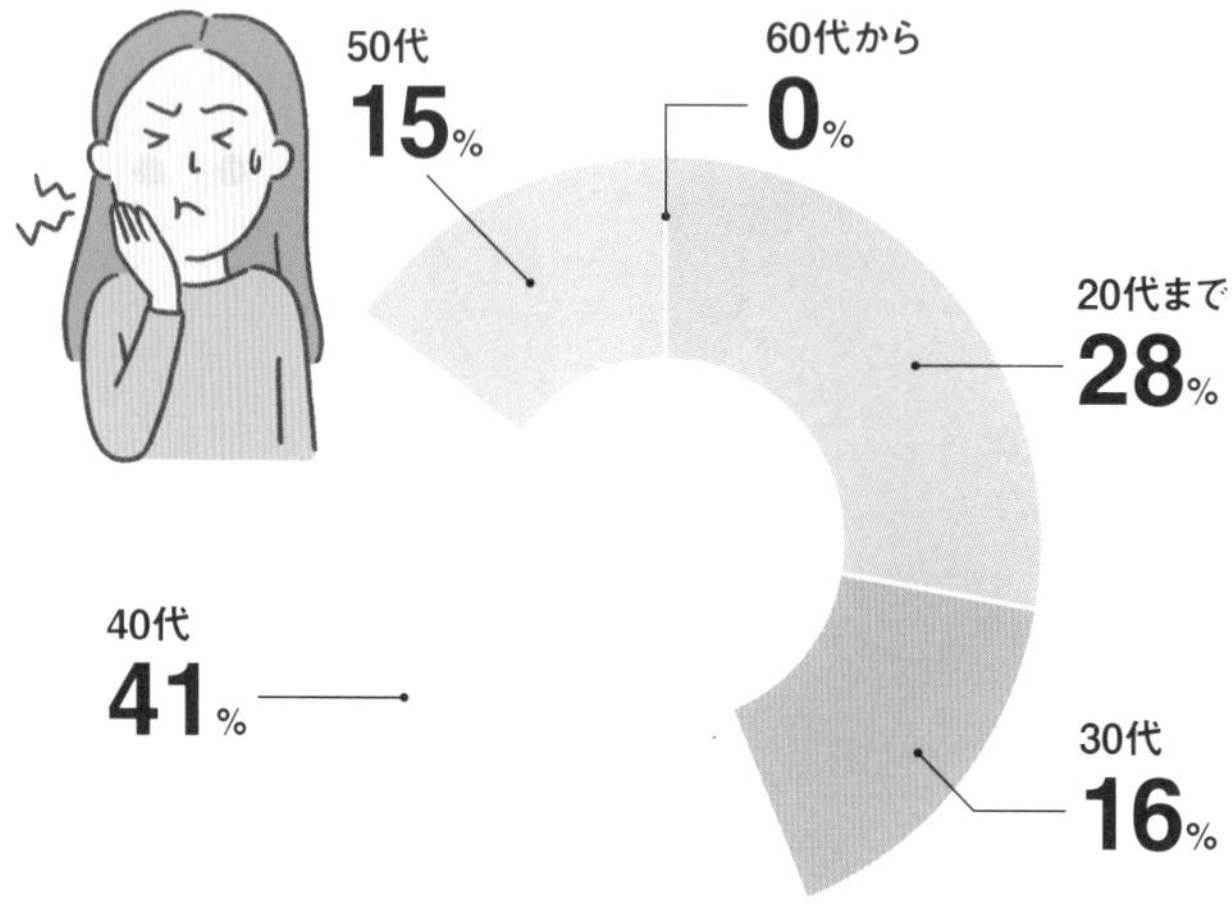

出典：一般社団法人歯の寿命をのばす会「歯医者さん300人に聞いた歯の常識」アンケート調査結果

「虫歯の再発や歯周病リスクが高まる」「歯周病は40代で発症し、そこから一気に悪化する」「40代は仕事や子育て、介護などで忙しくなり、自分の口腔ケアを怠る人が増えてくる」といった声が寄せられています。

また、厚生労働省「平成28年歯科疾患実態調査」の「1人平均喪失歯数の年次推移」を見ても、35～39歳は0・3本ですが、40～44歳では0・8本となっており、歯を失う経験をしている方が増えていることがわかります。

女性は25歳を迎えると、加齢により肌トラブルが増えていくことから、「25歳はお肌の曲がり角」と表現することがあります。歯の健康の場合は、「40歳はお口の曲がり角」と言えるかもしれません。

更年期前に一層のデンタルケアを

女性は更年期になると、ホルモンバランスが乱れ、唾液の量が減ることから、歯周病のリスクが高まります。お口のケアは、早ければ早いほどいいのですが、40歳になったら、**より丁寧な歯磨き、デンタルフロスの活用、3か月ごとのメンテナンス受診など、歯を守るための意識を高めるようにしましょう。**

年齢別に見た失った歯の本数（永久歯）

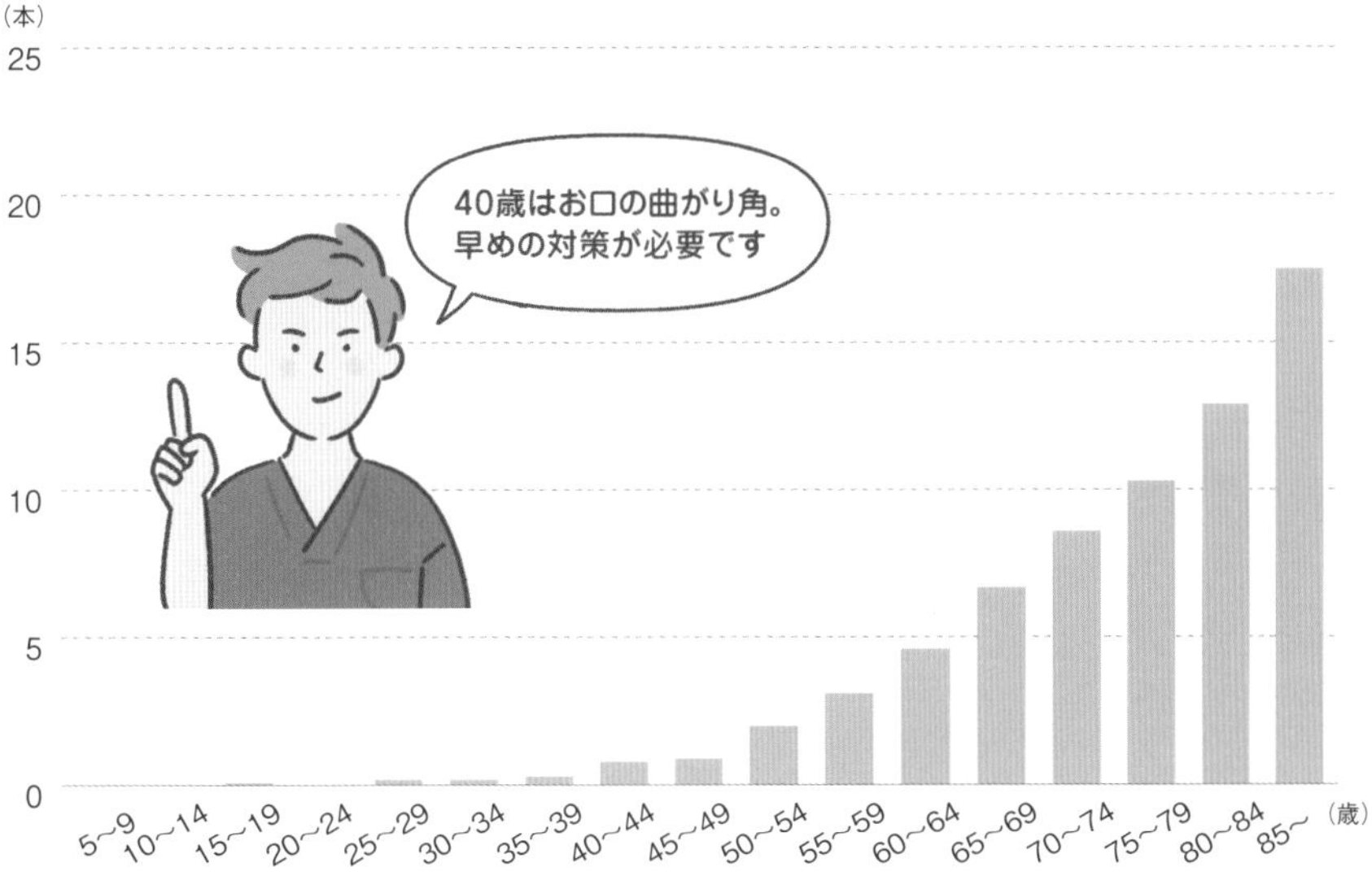

出典：厚生労働省「平成28年歯科疾患実態調査」

PART 1

3

日本人の歯の寿命は短い!?

毎日2回以上歯を磨く人は79・2%

あなたは1日に何回歯を磨いていますか? 厚生労働省「令和4年歯科疾患実態調査」によれば、毎日2回以上歯を磨く人の割合は年々増加しており、2022年は79・2%になっています。

歯を守る習慣は根付いているように思えますが、**80歳時点における平均残存歯数を海外と比較すると、スウェーデンは約20本、アメリカは約17本であるのに対し、日本は約15本**です。まだまだ日本人の歯の寿命は短いことがわかります。この差がどうして生じているかは、32ページで解説します。

「8020運動」の達成者は2人に1人

国の指針としては、「8020(ハチ・マル・ニイ・マル)運動」があります。1989年に厚生省(現・厚生労

日本人の歯を磨く頻度

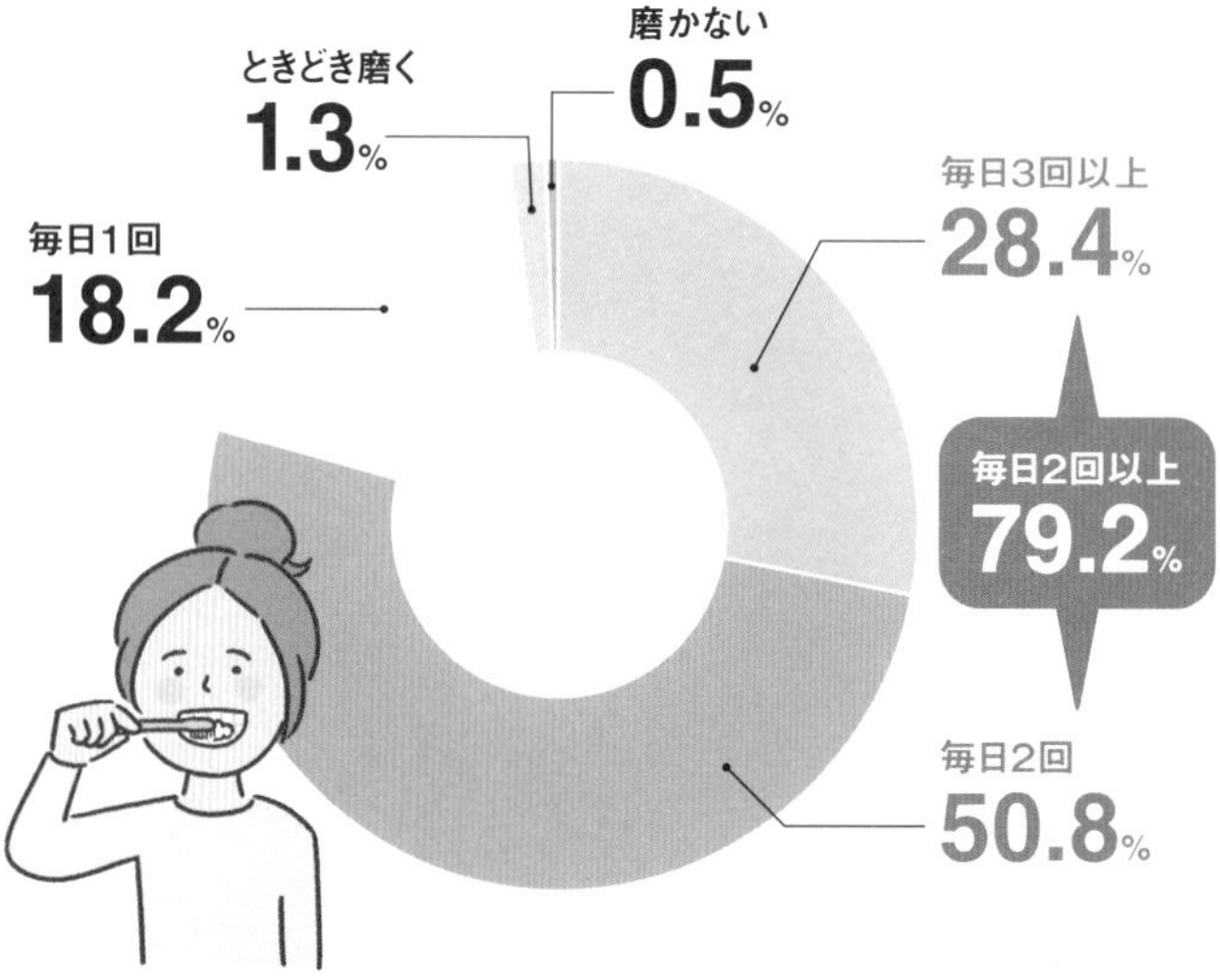

出典:厚生労働省「令和4年歯科疾患実態調査」

働省）と日本歯科医師会が提唱した「80歳になっても自分の歯を20本以上保とう」というものです。これは、だいたい20本の歯が残っていれば、ほとんどの食べ物を噛んで食べられる、つまり、咀嚼する能力を保てるという科学的な根拠に基づいています。

「８０２０運動」が提唱されてから現在まで、80歳時点の平均残存歯数は緩やかな増加傾向にありますが、実際に80～84歳で20本以上の歯を有する人は２人に１人の割合に留まっています。

イラストで見る平均残存歯数

日本人の80歳頃における平均残存歯数15本がどのくらい少ないかはイラストで見るとよくわかります。歯は奥歯から抜けていく傾向があるため、残っているのは前歯が中心です。これでは食事をするのが大変です。

「８０２０運動」が提唱されてから30年以上が経ち、人生１００年時代と言われるようになりました。**寿命が延びた分、歯の寿命も同時に延ばす必要性が急速に高まっています。**

これからは「８０２０運動」ではなく、「１００２０運動（１００歳で20本）」を目指していきませんか。

日本人の80歳頃における平均残存歯数のイメージ

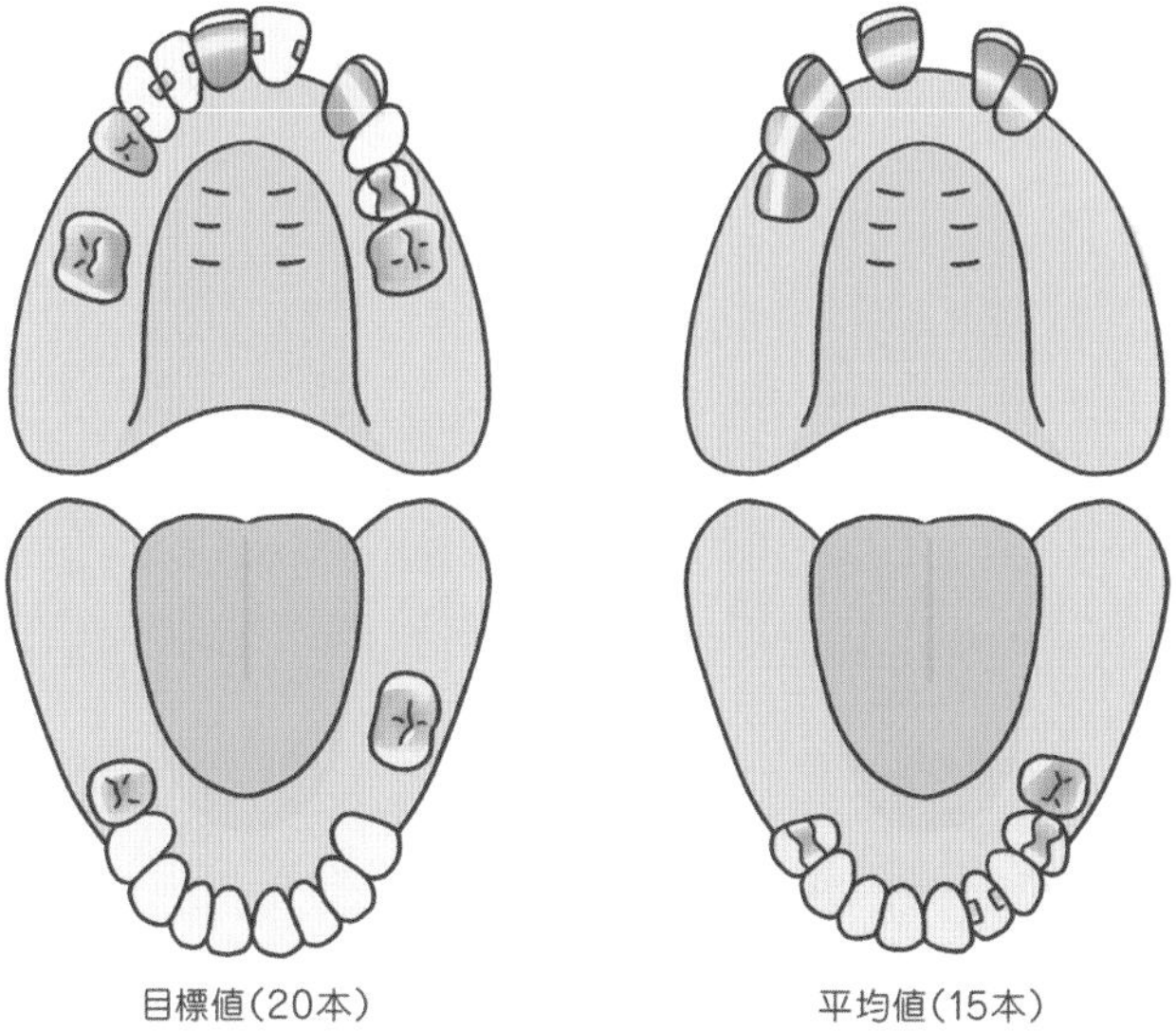

PART 1

4

治療しても歯が失われるのはなぜ？

歯磨きだけで汚れは取れない

虫歯や歯周病になる大きな原因のひとつは、毎日の歯磨きにおける磨き残しです。歯はどんなに丁寧に磨いてもすべての汚れを取り除くことはできないのです。

たとえば、平らなお皿をキレイに洗うことは難しくないと思います。しかし、**歯はお皿と違い凸凹の複雑な形をしていて、鏡を使っても見えない箇所があるため、多くの場合、50%程度の汚れしか取れていません。**特に歯と歯の間はハブラシだけでは汚れが取れず、知らないうちに歯垢が溜まり、虫歯や歯周病が進行しています。

治療と再発のサイクルを長くする

誰でも、虫歯や歯周病になる可能性はあります。治療後に再発するケースも非常に多く、歯周病の場合、予防対策をしないと、ほとんどの方は1年以内で再発します。

虫歯の治療は歯を削るため、平均5回の治療が限界です。治療を繰り返すと将来的に歯を抜くことになるため、歯を保つためには再発と治療のサイクルをできるかぎり長く延ばすことが重要なのです。

では、具体的に何をすればいいでしょうか。それは、治療を受けたあとも歯科医院に通い、メンテナンスを受けることです。自分では完璧に汚れを取ることは難しく、奥歯の状態を確認することもできません。

痛みが出たときはすでに歯の状態がかなり悪化していることが多く、神経を失ったり抜歯になったりする確率が高くなっています。メンテナンスで状態をチェックして、溜まった歯垢を取ってもらうことで虫歯や歯周病の再発リスクを格段に下げることができます。

メンテナンスが結果的に治療費の大幅な節約につながることは統計データで証明されています。

「歯磨きに自信あり」と回答した人の歯垢付着状態

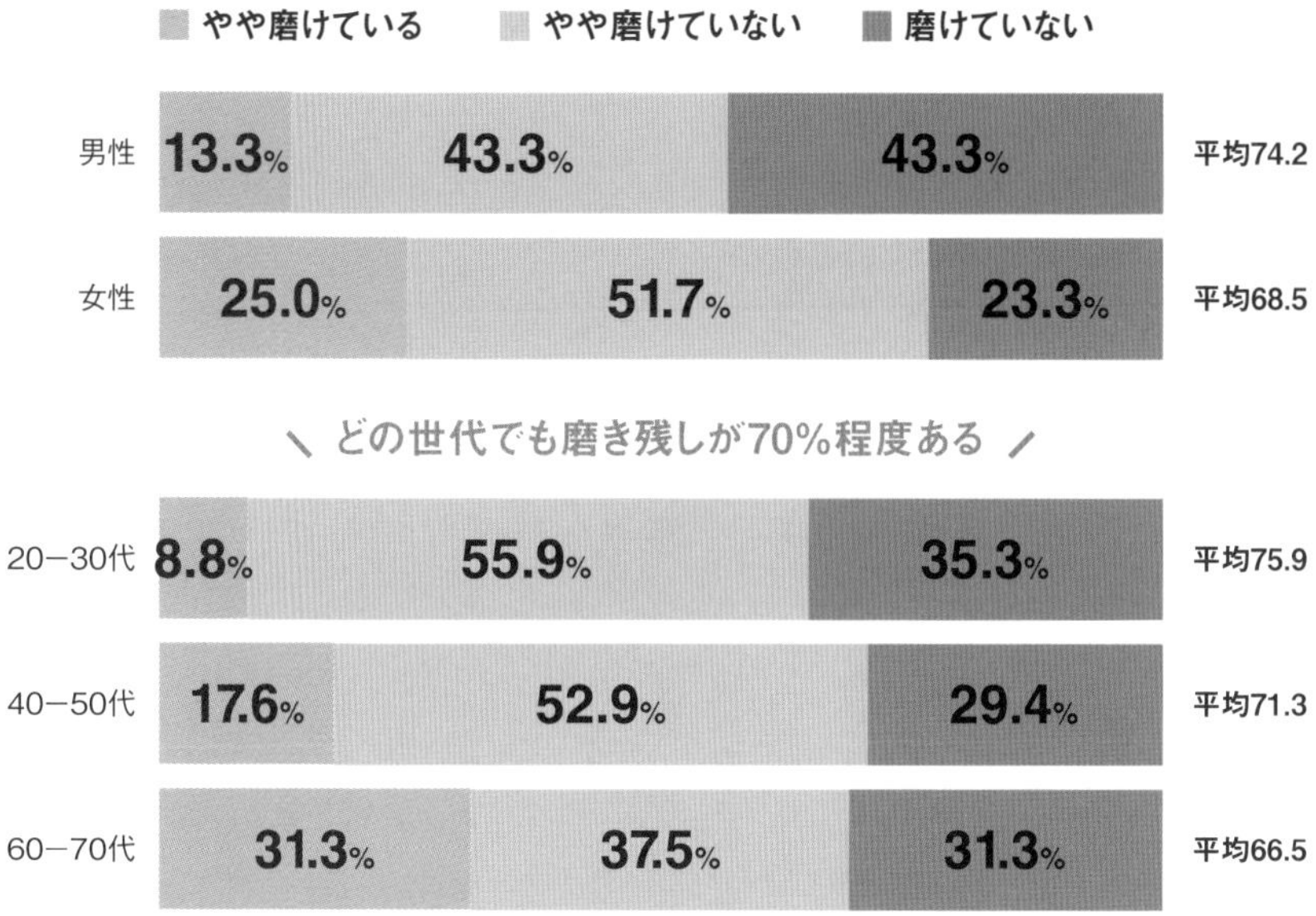

※歯磨きに自信ありと回答した100人が対象
※歯垢付着スコアは「0%＝対象部位に歯垢が付着していない」～「100%＝すべての対象部位に歯垢が残っている」状態を示す。歯科界では20%以下が目標
※「やや磨けている」は歯垢付着スコア21～60%未満、「やや磨けていない」は歯垢付着スコア60～80%未満、「磨けていない」は歯垢付着スコア80%以上
出典：ライオン株式会社調べ（2014年）

3か月に1度のメンテナンスが大切！

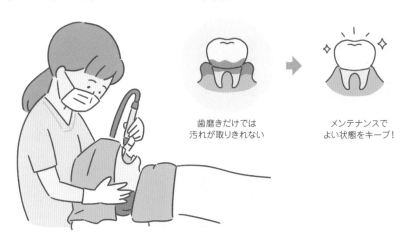

PART 1

5

お口の老化シグナルが出ていませんか？

自分でもわかるお口の老化

お口の状態は、「歯が抜けた」「歯がしみる」など、わかりやすい症状が起こる前から徐々に悪くなっています。そして、目や肌と同様、加齢も大きく影響します。

代表的なお口の老化シグナルには、イラストで挙げた6つがあります。ぜひ、ご自身の状態と照らし合わせてみてください。

銀歯は一生もつわけではない

「❶銀歯が増えてきた」は、本数だけでなく大きさでも判断しましょう。**大きな銀歯が増えた人は要注意**です。これは「❷神経を失った歯が増えた」も同様です。

虫歯は銀歯で治療したからといって、「健康な歯に戻った」わけではありません。**銀歯は大きさにもよりますが、寿命は平均5〜8年で、食習慣や磨き方、歯科医院でのメンテナンスの有無で短くなったり、長くなったりします。**

銀歯の一部が劣化したり、噛む力で変形したりすると銀歯と歯の間に隙間ができます。隙間にばい菌が入り込むと虫歯の原因になります。

過去に歯の神経を取っていたら、虫歯が進行しても痛みを感じません。虫歯は銀歯の下で進行しているので見た目ではわからないのも厄介な点です。だからこそ、メンテナンスで銀歯の状態をチェックしてもらうようにしましょう。

歯ぐきがやせると歯がしみる

「❸歯が長くなった」「❹歯ぐきが下がった」は、鏡を見て自分で気づく方もいると思います。歯周病や加齢で歯ぐきはだんだんとやせて、後退していきます。歯ぐきがやせると、それまで歯ぐきに守られていた歯の根が露出して、知覚過敏などのしみる症状が出る人もいます。

また、歯ぐきが下がる現象は強いブラッシング圧でも起こります。

「歯磨きは念入りに」と、ハブラシでゴシゴシと強く磨くのは厳禁です。

毎日のケアで老化を遅くする

「❺口臭が気になるようになった」は、コロナ禍のマスク生活で感じた人も多いかもしれません。口臭は不十分な歯磨きだけでなく、歯周病によるばい菌の繁殖でも発生します。嫌な臭いの元は食べカスや口の中から剥がれた粘膜などのたんぱく質をばい菌が分解する際に発生するガス（揮発性硫黄化合物）です。

「❻歯が黄ばんできた」は、歯の一番外側のエナメル質が薄くなり、内側の象牙質が透けて見えることで起きます。そして、もともと黄色っぽい象牙質は加齢に伴い、どんどん色が濃くなっていくのです。

歯の健康や見た目の美しさを守るためには、お肌と同じように手をかけてあげることが大切です。しっかりケアをすれば、老化を遅くして長く健康な状態を保つことが可能です。

代表的な6つの老化シグナル

❶
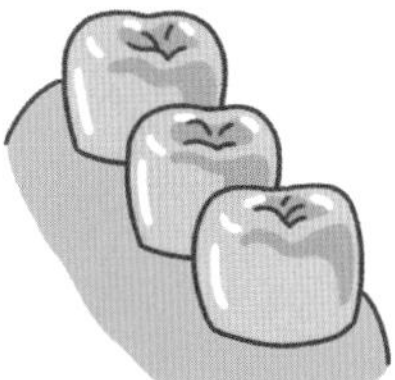
銀歯が増えてきた

❷
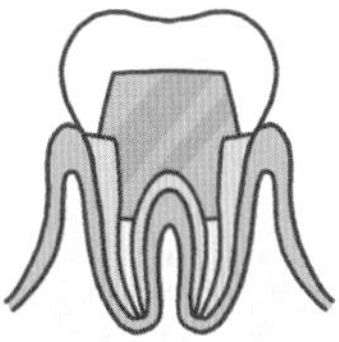
神経を失った歯が増えた

❸
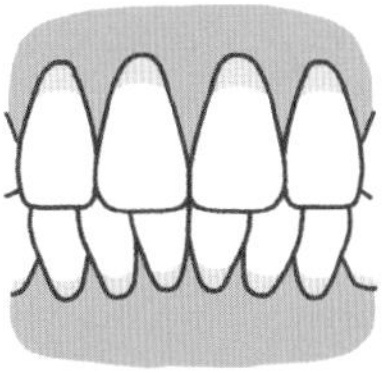
歯が長くなった

❹
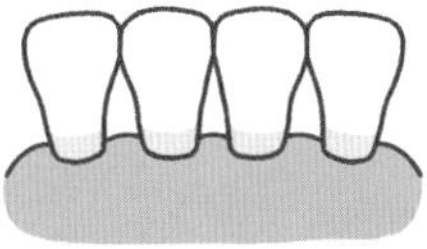
歯ぐきが下がった

❺
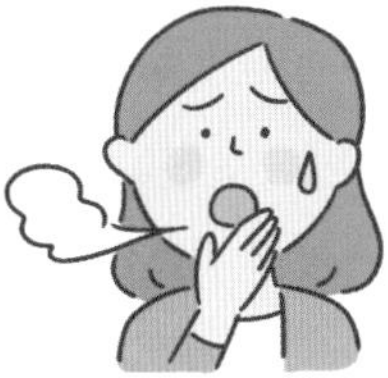
口臭が気になるようになった

❻
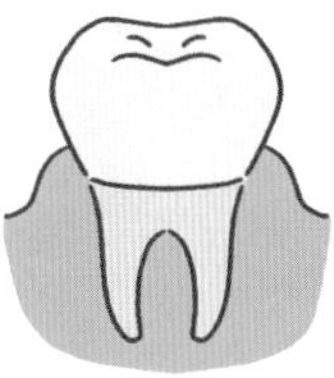
歯が黄ばんできた

PART 1

6

痛くないから虫歯がないわけではない

「虫歯＝痛い」わけではない

日頃、診察をしていて、患者さんが痛みを感じているところ以外に「ここも虫歯になっていますよ」と伝えると「え？　全然痛くないですよ」という人がいます。つまり、「虫歯＝痛い」と思っている人が多いのです。

ただ、実際は虫歯は痛みを感じないケースが多く、特に**神経を取っている歯は虫歯がかなり進行しても痛みを感じません**し、神経がある歯でもゆっくり進行している虫歯は痛みを感じなかったりします。

痛みを感じているときは、かなり状態が悪くなっていると思ってください。冷たい食べ物や熱い飲み物などでズキズキ痛むときは、神経が虫歯菌に感染して腐ってきていることもあります。そうなると、虫歯だけでなく、神経を取る処置が必要になります。

神経を取った歯が痛むときは、より状態が深刻です。

虫歯は痛みがなくても進行している

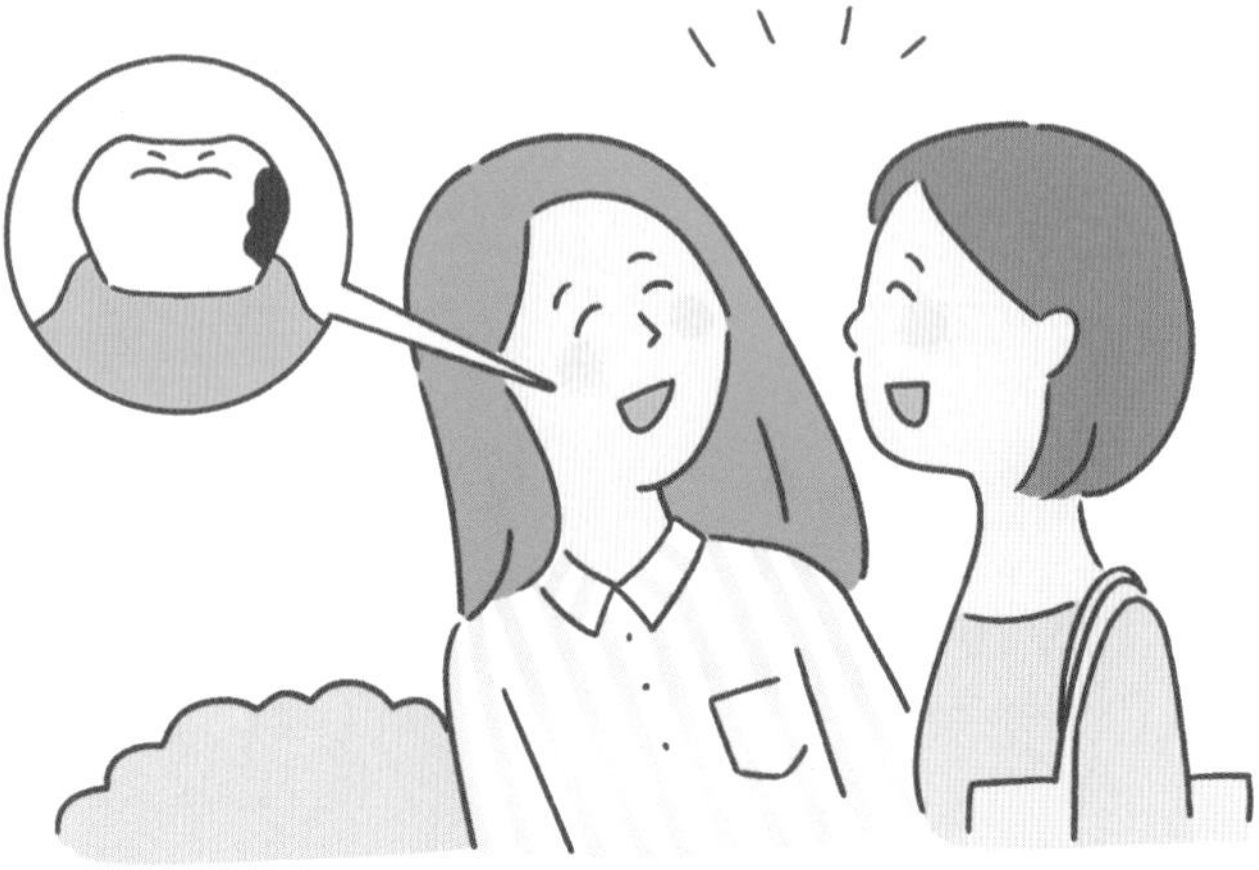

菌が歯の内部だけでなく根の先にあるあごの骨まで感染して、骨が膿んで溶けてしまっていることがあるのです。これは特殊なケースをお伝えしているわけではなく、多くの人に起こっている病気の状態です。

虫歯は自然と治ることはないので、治療が遅くなればなるほど状態が悪くなります。その影響は10～20年後に現れ、結果的に抜歯が早くなります。

神経を取ったら虫歯が進行しても気づかない

虫歯治療でかぶせ物や詰め物をした歯は虫歯にならないわけではありません。隙間から菌が侵入して虫歯が再発します。これは「二次虫歯」と呼ばれるもので、ほぼすべての人に起こります。

銀歯の詰め物の平均使用年数は約5年という統計があります。**かぶせ物や詰め物をした歯は天然の歯より虫歯の発生率が高くなります。**

過去に神経を取った歯は重度の虫歯でも痛みを感じないので、虫歯が奥まで進んでもかぶせ物が外れるまで自分では気づきません。だからこそ、痛くなくても歯科医院で定期的にメンテナンスを受けて、チェックしてもらうことが大切なのです。

隠れ虫歯が進行するとある日突然抜歯になる

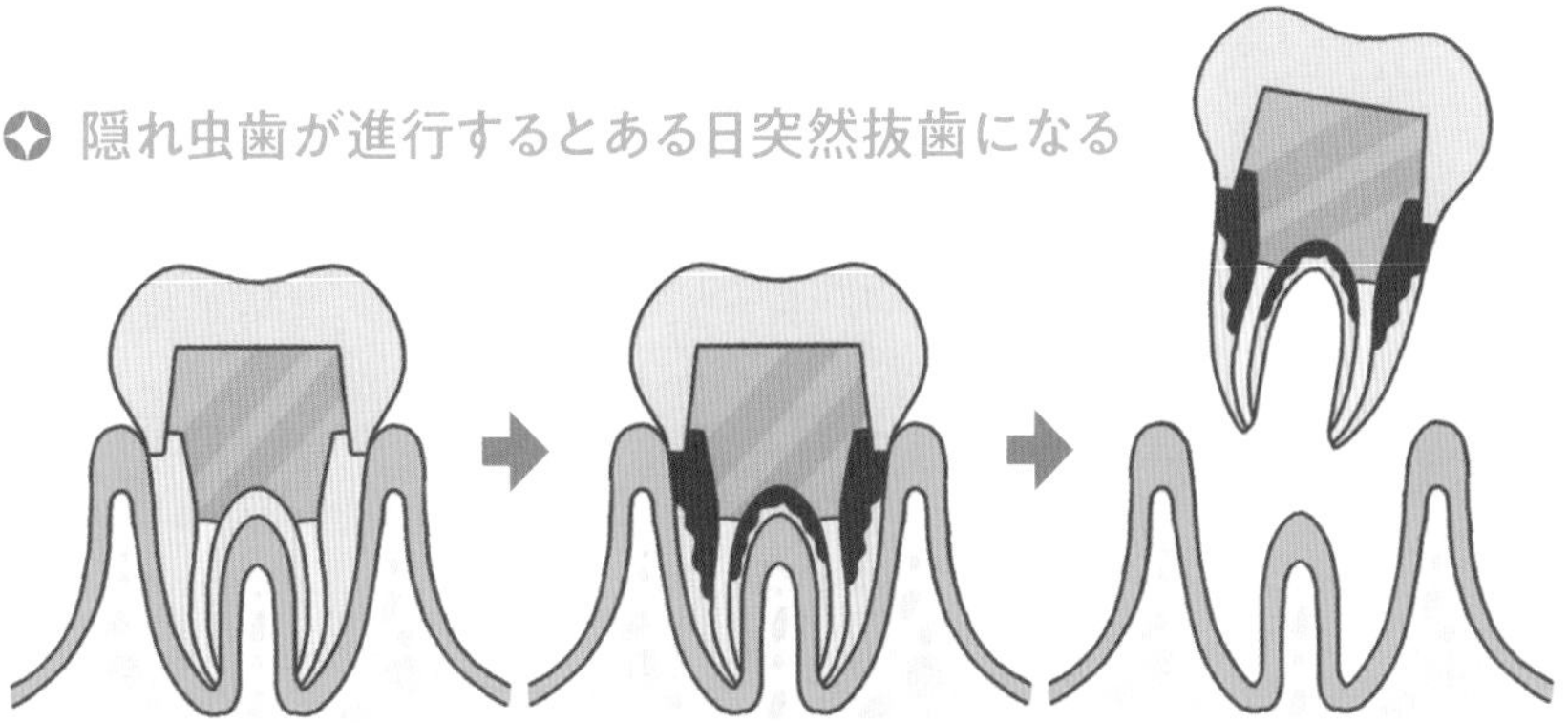

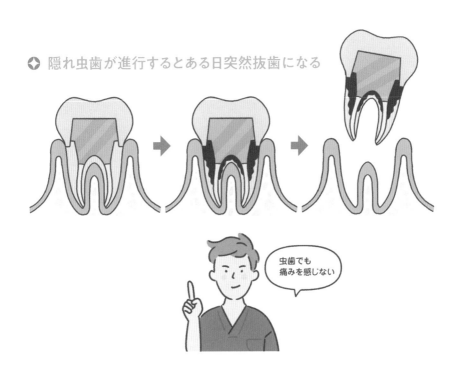

PART 1 7

早く治療すればよかったと8割もの人が後悔

男女1万人に聞いた歯科治療に関する意識調査

日本歯科医師会が全国の男女1万人（15〜79歳）を対象に行った「歯科医療に関する生活者意識調査」（2022年実施）では、**回答者の半数以上が歯科医院で定期チェックを受けていない状況が浮き彫りになりました。**「健康を維持するうえで、歯や口の健康は欠かせない」という設問に対し、「そう思う」「ややそう思う」と回答した人は合わせて90・6％と高い割合になっていますが、そのうち、「毎日のセルフケアとともに、歯科医療機関で定期チェックを受けることが歯の疾患予防に重要なこと」を知っている人は32・2％でした。

この1年を振り返って歯や口の問題（痛くなる、腫れる、詰め物が取れる、ものが挟まるなど）で、仕事や家事など日常生活に支障を来した経験を聞いたところ、「よくある」「たまにある」と回答した人は合わせて17・5％いました。そのうち、83・2％が「もっと早くから歯の検診や治療をしておけばよかった」と後悔しています。**後悔の理由は、想像以上に悪化していたため**です。

また、定期チェックを受けている人と受けていない人に「噛むことや歯や口の悩みに対する意識」を聞くと、有意な差が見られました。つまり、日頃から定期メンテナンスを受けておくことが大切だということです。

歯やお口のトラブルを未然に防ぐことが大事

日頃、患者さんとお話していると、「歯の治療をして快適に食事ができるようになってうれしい」「我慢せずにもっと早く歯医者さんに来ればよかった」「自信をもって笑えるようになって人と話すのが楽しい」といった声をいただきます。**治療後は多くの人が「もっと早く治療すればよかった」とおっしゃいます。**

この1年間で17.5%の人が歯や口の問題で日常生活に支障を来している

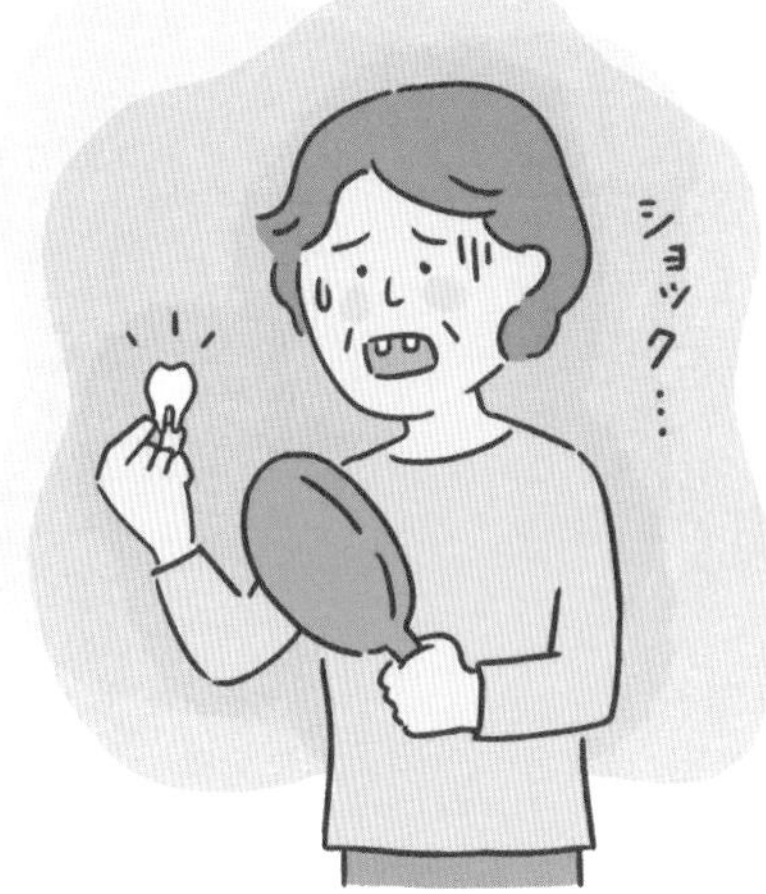

人は慣れる動物です。歯の不具合や多少の痛みを感じてもやり過ごしていると、次第に痛みを感じることに慣れてしまい、気にならなくなることがあります。しかし、トラブルの原因は自然に治ることはありません。むしろ、その影響は、あとで取り返しのつかないほど大きなトラブルとなって現れてきます。

早めに治療すれば、少ない回数で治療が済むケースもありますので、将来の自分のために放置せず、早めに歯科医院に行ってください。

もっと早くから、歯の検診・治療をしておけばよかったと思う人の割合

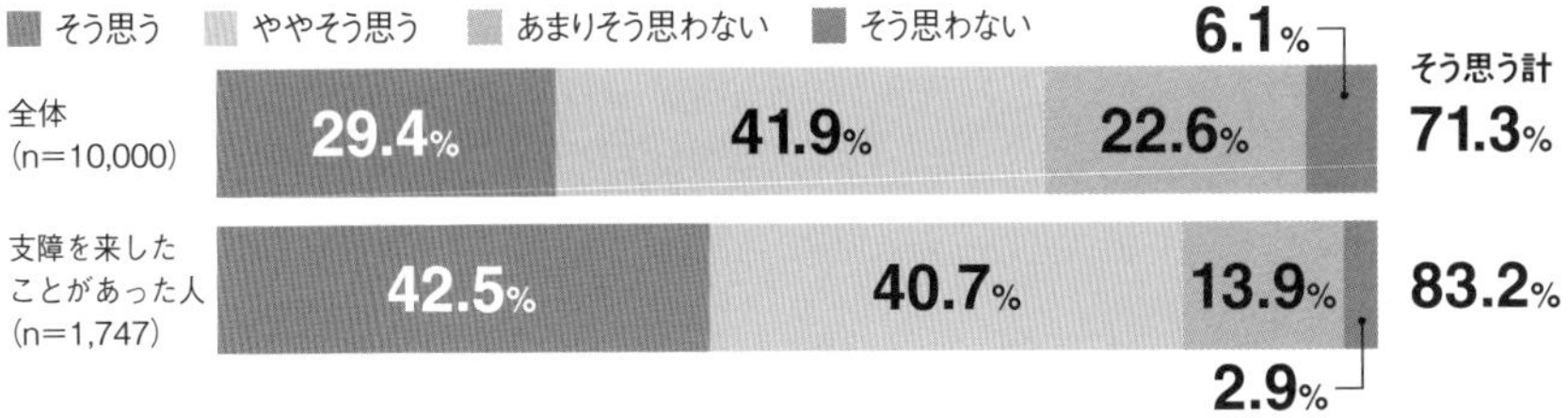

噛むことや歯・口の悩みに対する意識（定期チェックを受けている人・受けていない人）

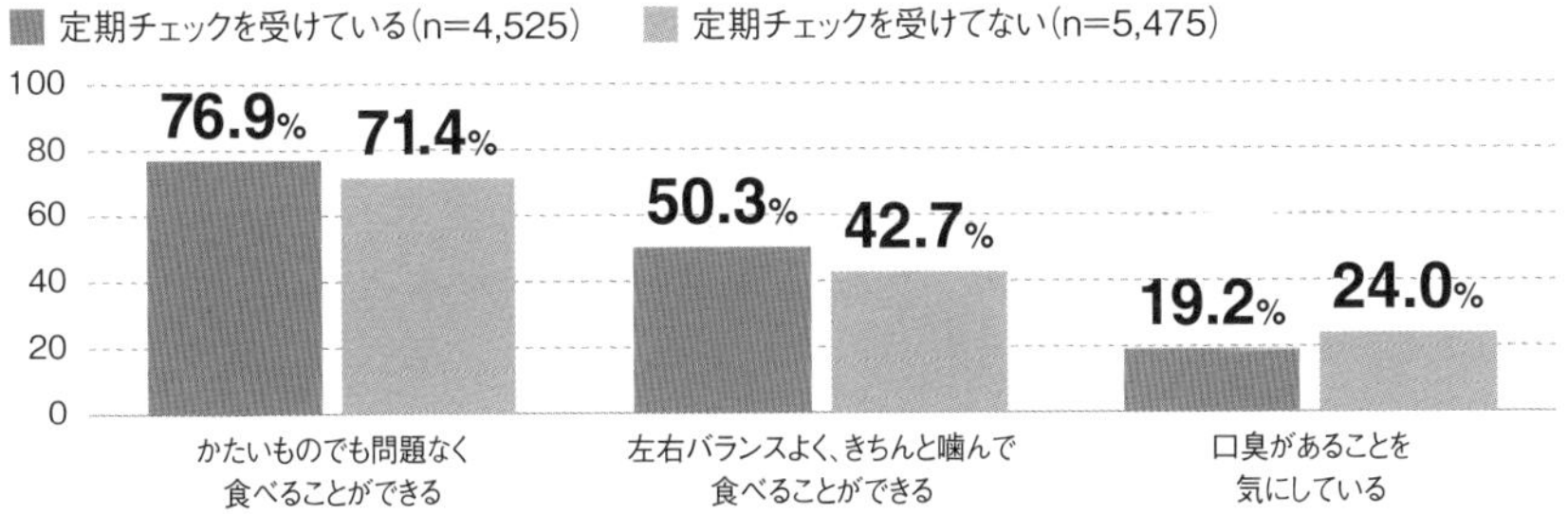

出典：公益社団法人日本歯科医師会「歯科医療に関する一般生活者意識調査」

PART 1

8

銀歯がカラダに及ぼす影響とは？

銀歯の寿命は5〜8年

虫歯の治療で使用する素材として真っ先にイメージするのは、「銀歯」ではないでしょうか。金属なのでしっかり噛むことはできますが、一生もつ素材ではありません。

銀歯の平均的な使用年数は噛む力の負担、普段の歯の磨き方、治療前の虫歯の深さにもよりますが、**詰め物が約5年、かぶせ物が約7年、ブリッジが約8年**ほどです。皆さんが想像するよりも短いのではないでしょうか。

しかも、ただ単に外れるだけでなく、二次虫歯（詰め物のまわりが再び虫歯になること）が進行して神経を失ったりします。治療と虫歯のサイクルが早くなればなるほど、抜歯につながります。つまり、5〜8年ごとに虫歯になってしまったら、そう遠くない未来に、その歯を失ってしまうのです。虫歯の治療では、どれだけ歯をもたせることができるかも重要な視点です。

虫歯治療で使用する素材と平均使用年数（保険治療の場合）

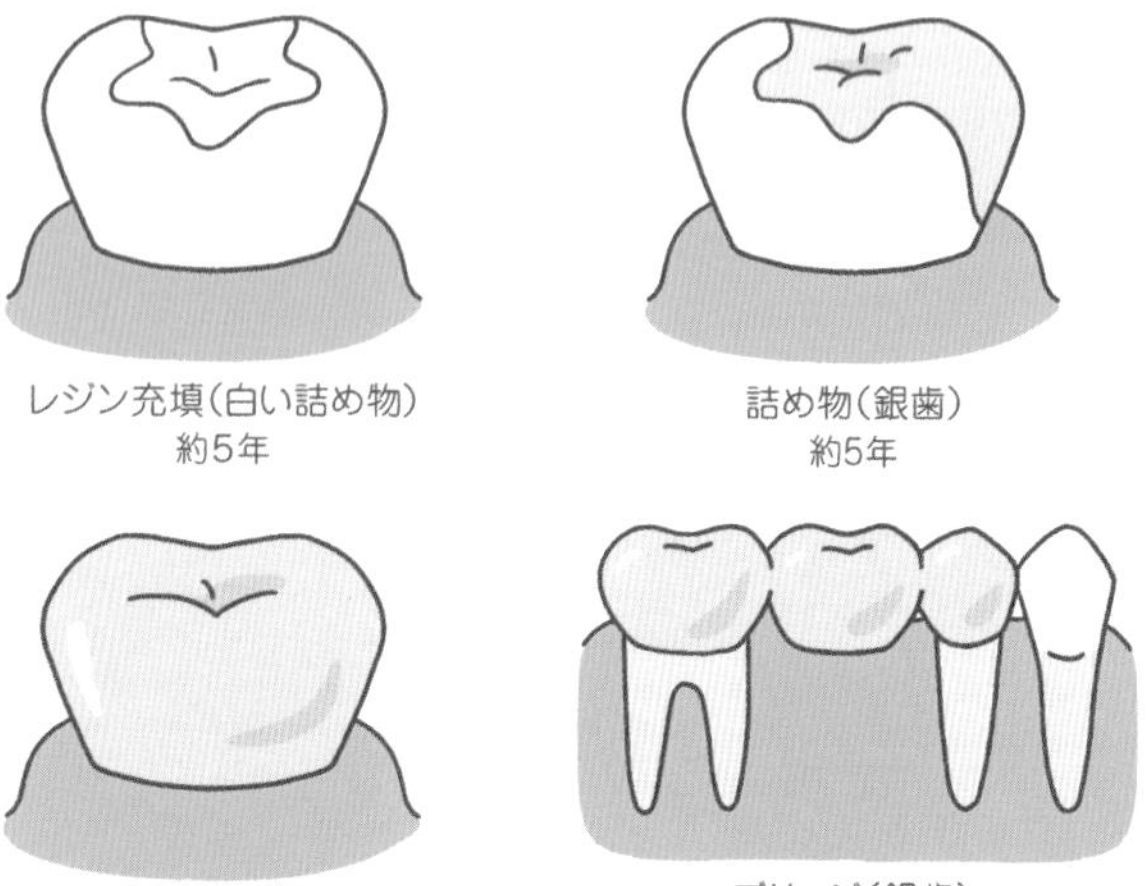

レジン充填（白い詰め物）
約5年

詰め物（銀歯）
約5年

かぶせ物（銀歯）
約7年

ブリッジ（銀歯）
約8年

銀歯で金属アレルギーになることも

銀歯には銀が50％以上含まれています。ただでさえ、錆びやすい銀は、常に唾液で湿った口内において腐食して金属イオンが流出します。自分では何も感じませんが、何年、何十年も体内に金属が蓄積され続けると、あるとき突然、金属アレルギー反応が起こったりします。

金属イオンと書いたのは、銀歯には銀だけでなく、銅やパラジウムなどの金属が含まれているからです。**ドイツでは、保健省が歯科業界に対して、「幼児および妊婦向けには、銅を含有するパラジウム合金、水銀・銀アマルガムを使用しないように」という勧告を出すくらい、有害とされています。**

金属アレルギーの症状は、口まわりの炎症だけでなく、手や足などに水疱が出たり、全身の皮膚に湿疹やかゆみが生じたりすることがあります。

金属が体内に一定量溜まって初めて症状が出るため、症状の原因がわからず、長年苦しまれる人もいます。もし、金属アレルギーが気になる方は、かかりつけの歯科医師と相談のうえで、少しずつ金属を減らして違う素材に変えていくのもよいと思います。

銀歯が原因で金属アレルギーが起こることも

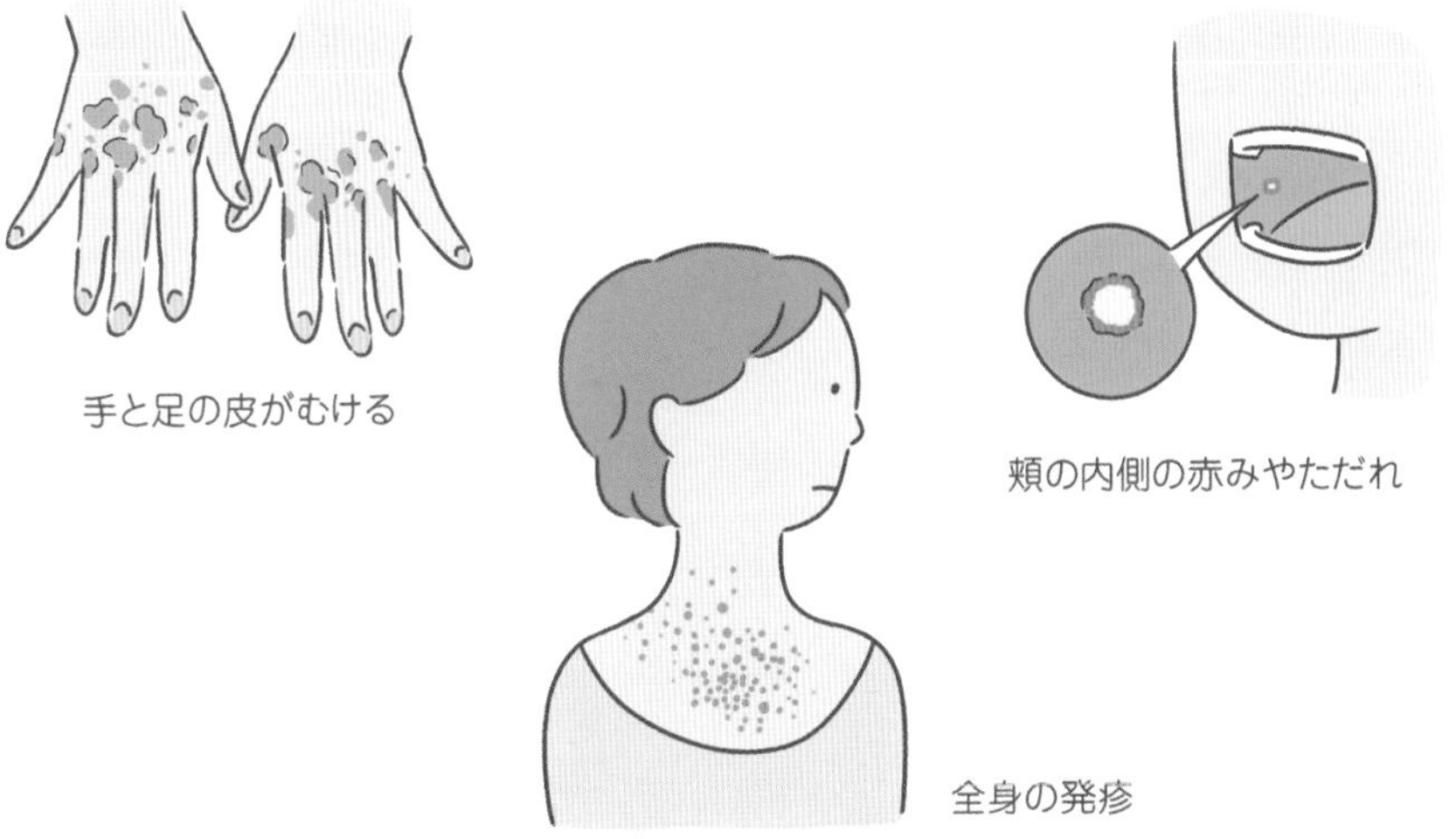

手と足の皮がむける
頬の内側の赤みやただれ
全身の発疹

PART 1 9

歯の神経を取ると抜歯になりやすくなる？

神経を取った歯の運命は？

歯の神経は、歯科の専門用語で「歯髄《しずい》」と呼びます。歯髄は、歯の内部にある神経や血管などの複合した組織のことです。虫歯が進行して、歯髄まで虫歯菌が達した場合、痛みを伴いながら歯の神経が腐っていくので、やむを得ず歯の神経を取る治療を行います。

まれに、「痛みがなくなるなら、歯の神経がなくなっても気にしない」という患者さんがいます。しかし、この考え方は非常に危険です。なぜなら、歯の神経を取ると、歯の寿命が圧倒的に短くなってしまうからです。歯の神経を失うと、次のような問題が起きます。

- **痛みを感じなくなり、次の虫歯に気づかない**
- **ばい菌感染して根の先に膿ができやすい**
- **根だけとなった歯は薄く折れやすい**

神経を取った歯は痛みを感じないため、新たに虫歯ができても気づきにくくなります。さらに、歯が非常に薄くなり、健康な歯より脆くなっています。そこに毎日何十キロもの噛む力がかかると、突然「パキッ」と折れてしまうのです。このとき歯の根が折れる（歯根破折《はせつ》）と、とても厄介です。

歯の根が折れると「抜歯」になる

歯の根が折れると、折れたヒビの部分から常に細菌が入り込む状態になります。すると、歯ぐきの炎症が起こり、周囲の骨が溶けていきます。そのまま放置すると、骨の吸収がどんどん進行して、隣の歯にも影響を及ぼします。

現代の歯科治療では、根が縦に折れた歯を治して噛める状態にすることは難しく、基本的に折れた歯は抜くしかありません。**統計では神経を取った歯の寿命は15年ほどです。**できるかぎり神経を残すことが大切なのです。

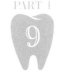

◆ 健康な歯と神経を取った歯

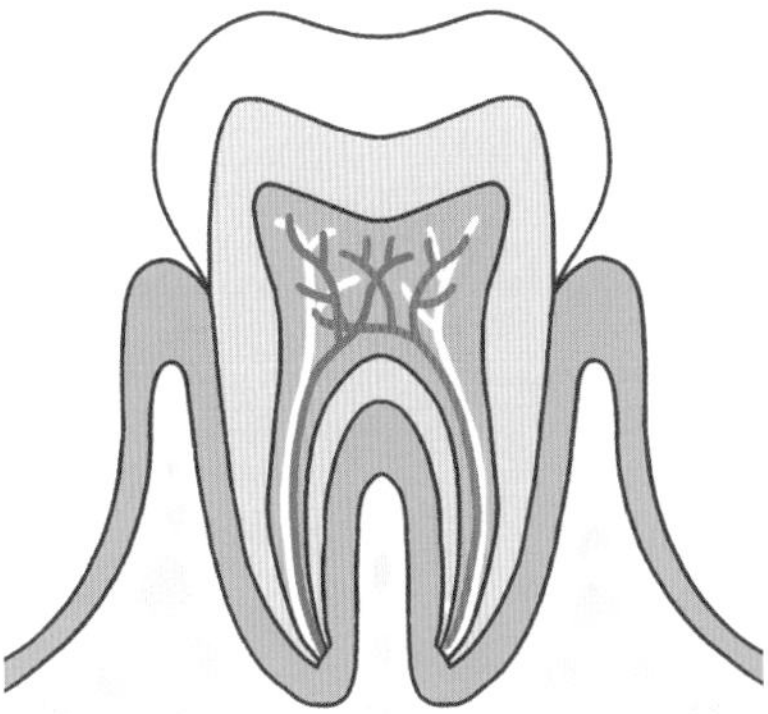

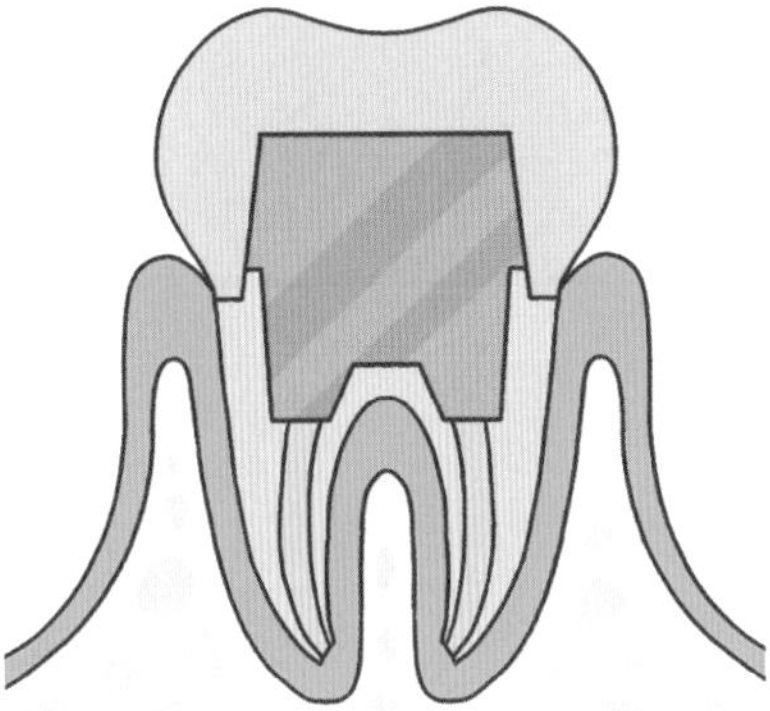

人工物で歯の形はしていても、自分の歯の部分はかなり小さくなっている

◆ 神経を取った歯は噛む力で突然折れる

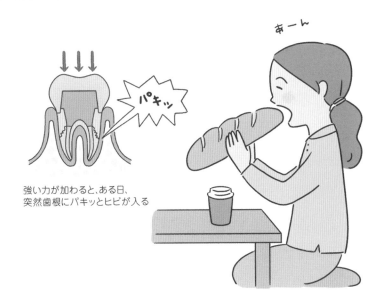

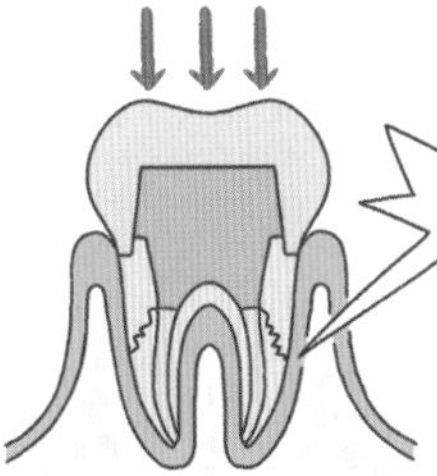

強い力が加わると、ある日、
突然歯根にパキッとヒビが入る

PART 1
10

奥歯の平均寿命は約50年しかない

歯は60代から一気に失う

日本人は40代から歯を失っていきます。親知らずを除いた本数（28本）を基準として、50代で約1・5本、60代で約4本、70代のときには約10本もの歯を失っています。そして、ほとんどの人は80歳頃になると半分程度しか歯が残っていません。特に**60代になる前からしっかりケアをしていないと、歯を失うスピードが一気に加速**します。

では、歯は何が原因で抜けるのでしょうか。公益財団法人8020推進財団「第2回永久歯の抜歯原因調査報告書（2018年）」によると、歯が抜ける原因の1位は「歯周病（37・1％）」、2位は「虫歯（29・2％）」、3位は「破折（17・8％）」となっています。

破折とは、歯の根が噛み合わせの力で折れてしまうことです。虫歯治療で神経を取った歯は脆くなっていて、食事のときなどの噛む力で突然折れてしまうのです。破折の多くが虫歯の延長にある問題だと考えると、歯を失う原因のほとんどは虫歯や歯周病と言えます。つまり、**虫歯と歯周病の対策を早い段階からしておけば、歯の寿命は大幅に延ばすことが可能です。**

歯は奥歯から抜けていく

歯の平均寿命を部位別に見ると、奥歯（大臼歯）はおよそ50〜58年です。前歯（中切歯、側切歯、犬歯）と比較すると、10年以上寿命が短くなっています。

奥歯は形が複雑でハブラシも届きにくいことから、歯垢が溜まりやすく、磨き残しも多くなり、虫歯の再発を繰り返しやすいのです。噛む力が最もかかるため、神経を取って脆くなったときに根が折れやすくもなります。

実際に患者さんのほとんどは奥歯から悪くなります。若いうちから虫歯治療で奥歯の神経を取ってしまうと、極端に寿命が短くなるので注意しましょう。

年齢別に見た歯の残存本数

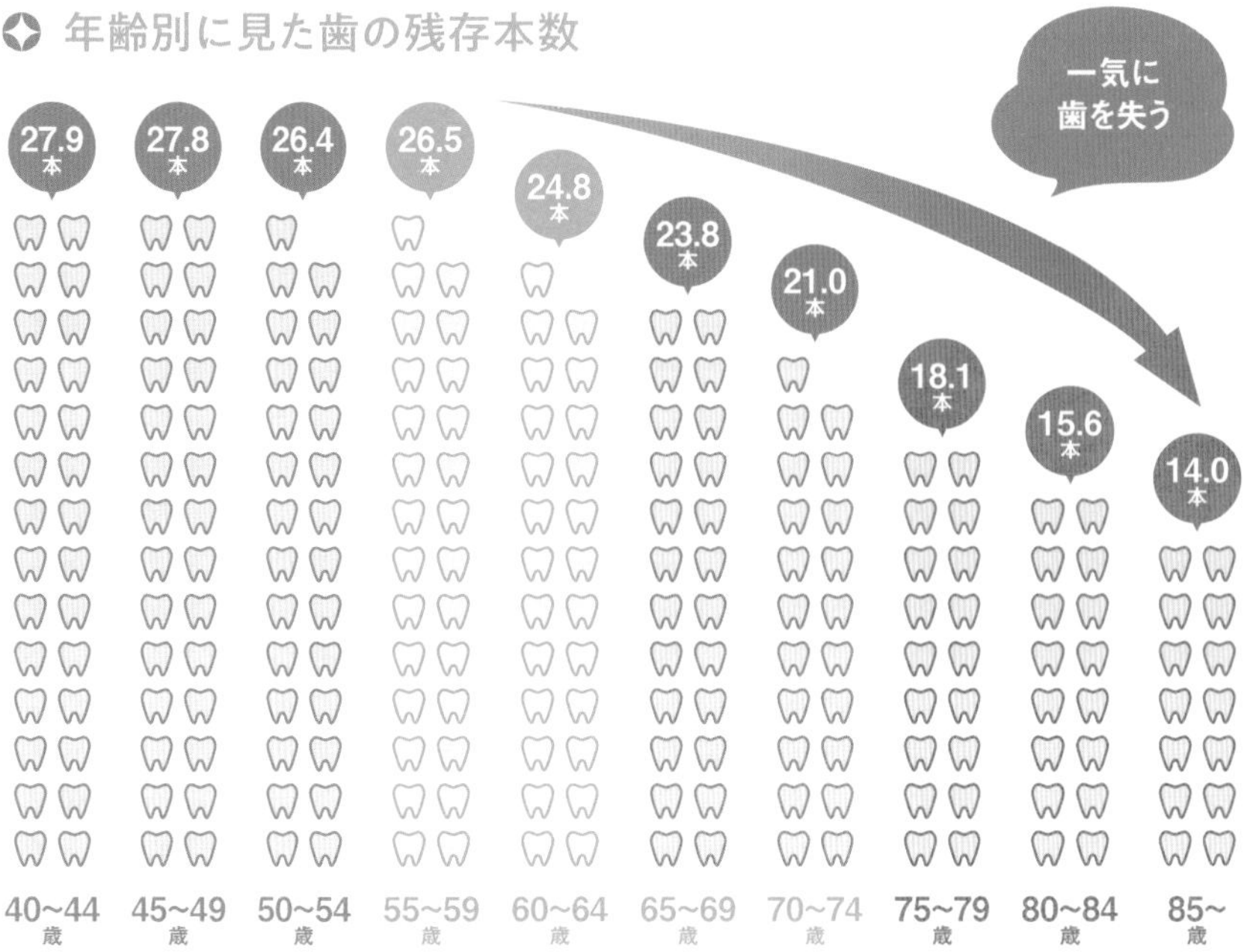

出典：厚生労働省「令和4年歯科疾患実態調査」

歯の部位別の平均寿命

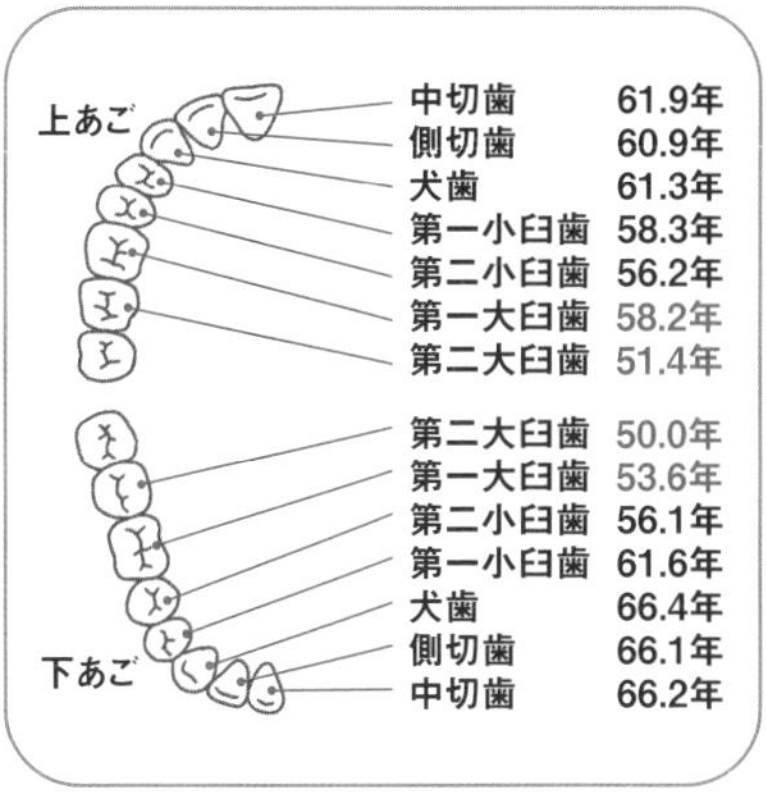

出典：厚生労働省「平成11年歯科疾患実態調査」

歯を失う原因

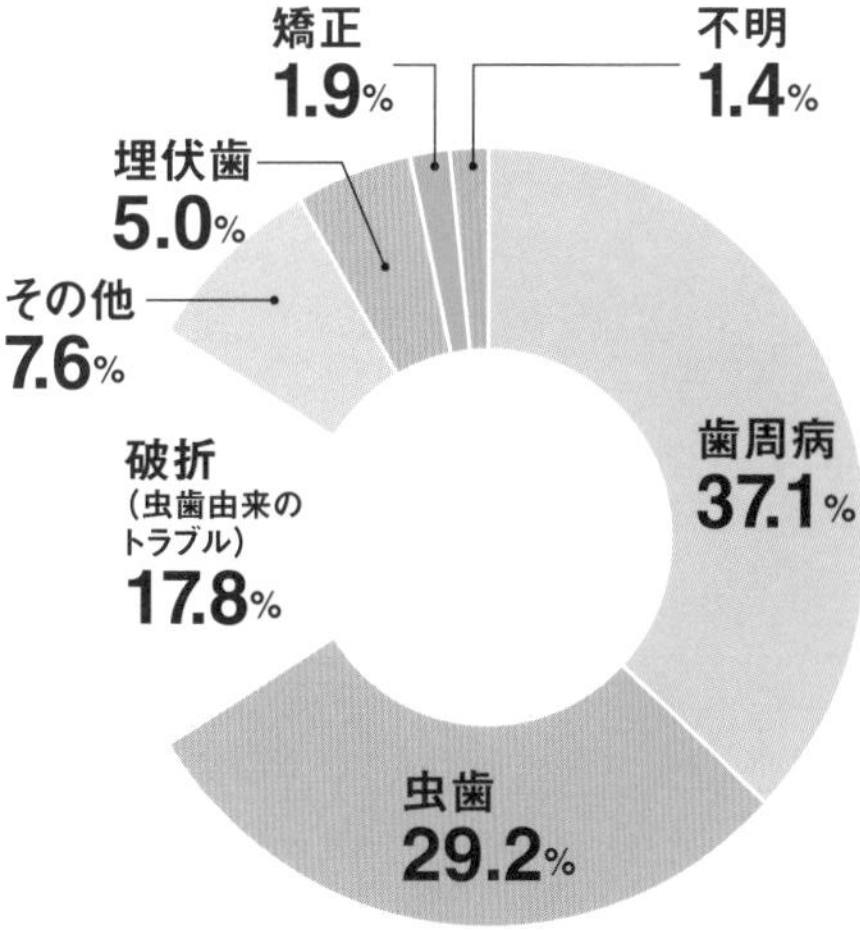

出典：公益財団法人8020推進財団
「第2回永久歯の抜歯原因調査報告書（2018年）」

PART 1
11

歯の寿命が延びたスウェーデンの取り組み

国家戦略として予防歯科を推進

予防歯科と言えば、歯科業界ではスウェーデンが有名です。しかし、**かつては日本よりも虫歯や歯周病の患者さんが多かった**という事実があります。

スウェーデンでは、国民の深刻な口腔環境を問題視した政府が１９７０年に国家戦略として予防歯科に力を入れました。その結果、国民の意識が変わり、状況が改善したのです。いまでは世界中で「予防歯科の先進国」というイメージが浸透しています。

では、予防歯科を推進するためにどのようなことをしたのでしょうか。主な施策を紹介します。

メンテナンスの義務化

スウェーデンのイエテボリ大学が、虫歯や歯周病の予防には自身によるブラッシングと歯科医院でのケアの両方が重要であると発表しました。この発表を受けた政府は、予防歯科の重要性を認識し、**国民全員が定期的にメンテナンスを受けることを義務化したのです**。また、20歳までの国民は、歯科治療を無料で受けられます。

乳幼児期からの歯磨き指導や予防

子供が生まれる予定の家族に向けて、乳幼児の歯磨きのやり方を指導することが当たり前になっています。さらに、歯が生え始める乳幼児の頃から歯科医院での定期健診を義務付けています。**歯が悪くなる前から定期的に歯科医院へ通うことが国民の義務であり、早期発見・早期治療を実現しています**。

「オーラルフィジシャン」の活用

「オーラルフィジシャン」とは、治療主体の歯科医師ではなく、お口の病気を発症させないように健康管理をする歯科医師のことを指します。**患者さんに生活習慣などをヒアリングして、虫歯や歯周病などを引き起こす原因を探ります。**スウェーデンでは当たり前の存在ですが、日本では同じような役割を担う専門職はごくわずかしかいません。今後は日本でもオーラルフィジシャンが増えていくことが期待されます。

スウェーデンの主な予防歯科推進施策

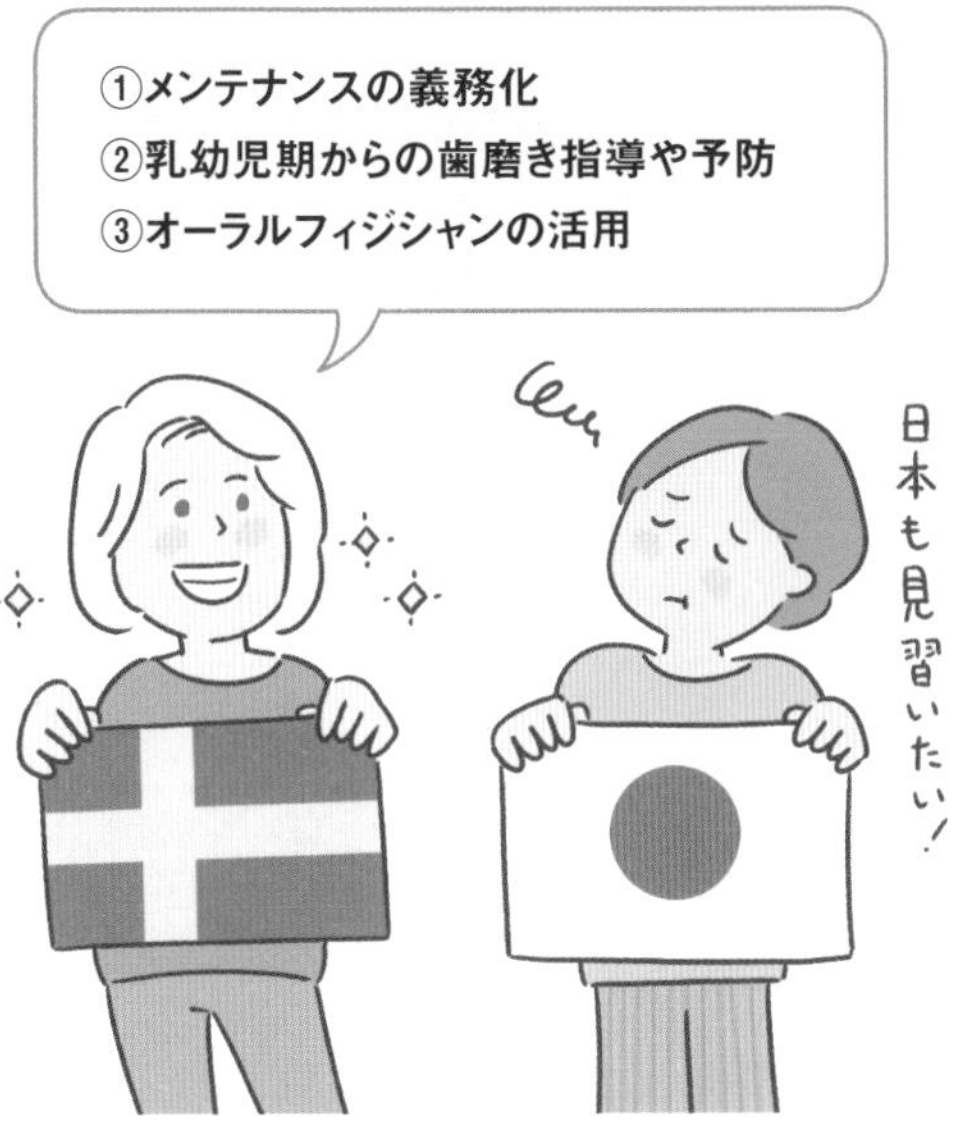
①メンテナンスの義務化
②乳幼児期からの歯磨き指導や予防
③オーラルフィジシャンの活用
日本も見習いたい!

予防歯科の保険適用に関するスウェーデンと日本の比較

	スウェーデン	日本
一次予防 病気にならないようにする	○	×（多くが自費治療）
二次予防 早期に見つけて治療する	○	△
三次予防 病気を治療して悪化を防ぐ	○	○

PART 1

12

口臭で人間関係を悪くしていませんか？

マスク生活で口臭が悪化した人が増加

アメリカ人が日本人と話をするとき、自然と歯の黄ばみや歯並びの悪さに目がいくそうです。同時に日本人の口臭も非常に気になると言います。

アメリカ人は職場にハブラシやデンタルフロスを常備して昼食後などに丁寧に歯を磨きます。一方、日本人はデンタルフロスを使用する人はまれで、職場にハブラシを常備している人もあまりいません。**日本人はアメリカ人に比べて、口腔ケアの意識が低く、口臭の影響を気にしていない人が多い**ように感じます。

口臭は自分ではなかなか気づきにくく、家族など近しい人以外は本人に指摘しにくいため、知らず知らずのうちに周囲に不快感を与えていることがあります。

そして、コロナ禍のマスク生活によって口臭がひどくなった人が増えました。マスクをすると呼吸がしにくく、

自分の口臭には気づきにくい

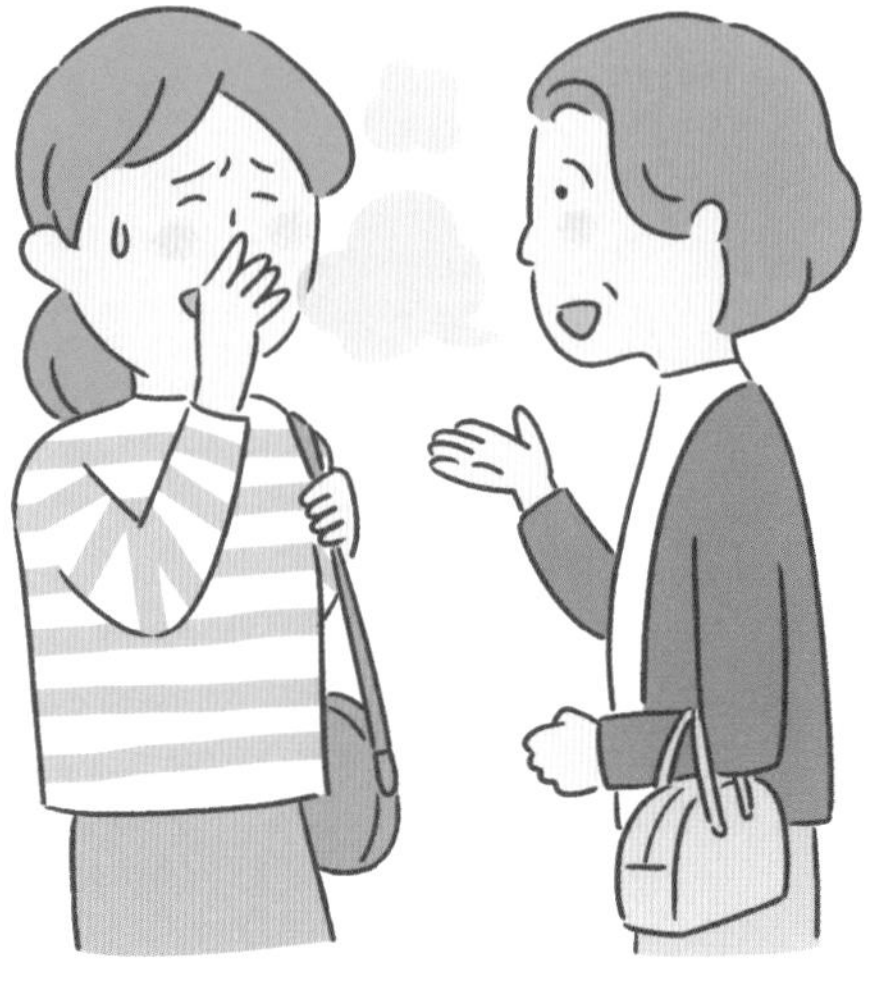

鼻だけでなく口でも呼吸するようになりますが、口内が乾燥すると臭いが出やすくなるのです。吐いた息がマスクの内側に溜まることで、いままで気づかなかった自分の口臭を気にするようになった人も増えています。

まずは「舌磨き」で舌苔《ぜったい》を除去する

口臭の原因には歯周病、虫歯、歯垢、舌苔、唾液の減少、入れ歯の影響、全身の病気などがあります。このうち、**最も口臭に影響するのは舌苔**です。

舌苔とは舌の表面に付く苔上の白い細菌のかたまりです。舌苔を除去することが口臭減少につながります。ハブラシで舌をゴシゴシと磨き過ぎると傷つけてしまう恐れがあるため、専用の舌ブラシでやさしく除去するようにしましょう。

また、口臭が強い人は、高確率で歯周病が進行しています。歯周ポケット（歯と歯ぐきの間の溝）にばい菌が繁殖していて、自分では気づかないうちに奥歯の歯ぐきが腫れていたり、膿が出ていたりすることがあります。

なかなか口臭が改善しないときは、歯科医院でお口の検査をきちんと受けることをおすすめします。

舌磨きのやり方

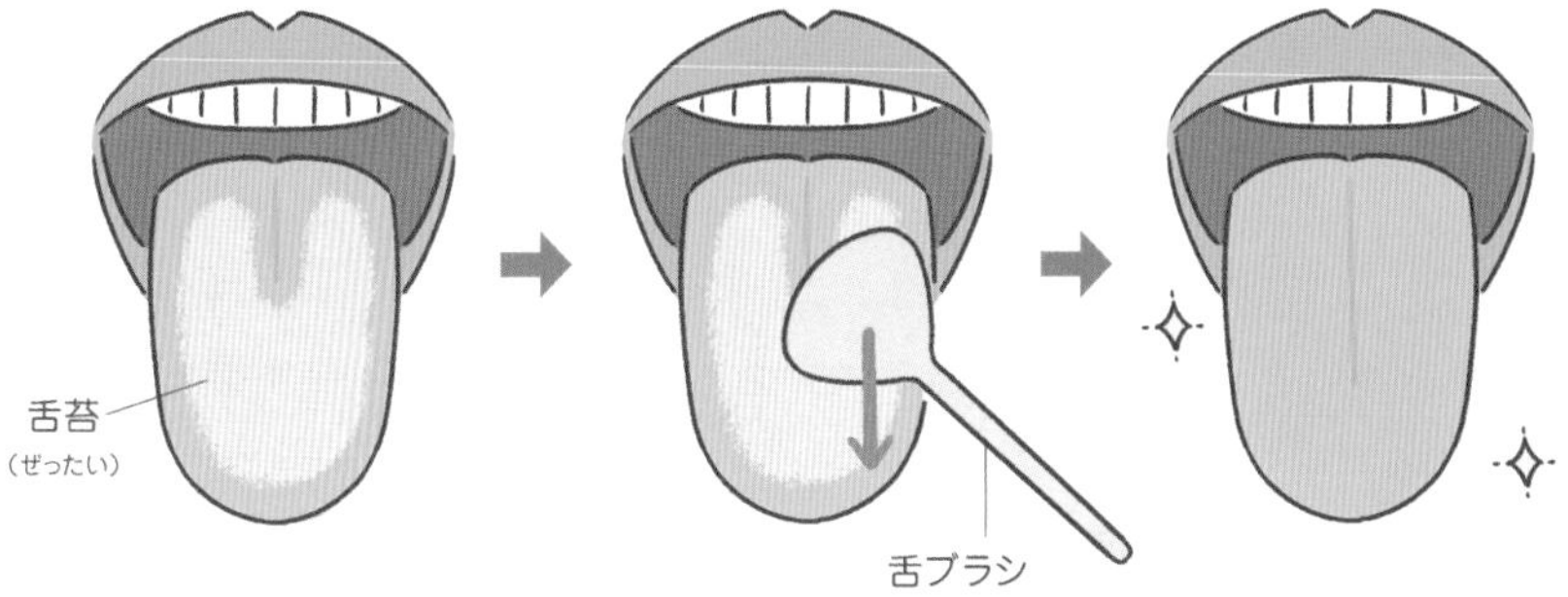

舌の表面の溝に細菌が繁殖します。その細菌が不快な臭いを放出して口臭の原因になります。

奥から手前に優しく擦ります。舌を傷つけないように専用の「舌ブラシ」をご使用ください。

PART 1

13

乳歯の虫歯は永久歯に悪影響

「乳歯が虫歯になっても、そのうち永久歯が生えるから問題ない」と思ったことはありませんか。

もちろん、乳歯と永久歯は別物ですが、乳歯の虫歯がその後に生える永久歯にまったく影響がないわけではありません。乳歯の虫歯が永久歯に与える4つの影響を解説します。

影響❶　歯並びが悪くなる

乳歯が重度の虫歯で早く抜歯になると、乳歯が抜けた部分にスペースが生まれます。そのスペースを両隣の歯が埋めるように傾いてきてしまうのです。そうなると、その後に生える永久歯が正しい位置ではなくズレて生えてしまうことがあります。

また、虫歯の影響で乳歯の根の先に膿ができたり、生え変わるときに根が吸収されず、乳歯が長く残ってしまうことがあります。この場合もその後に生える**永久歯が本来とは違うところから生えてしまう**ことがあり注意が必要です。

影響❷　永久歯の変色・変形

乳歯の根の先には、その後に生える永久歯の元（たまごのようなもの）があります。永久歯があごの中で形成されていく間に、乳歯の虫歯が進行して根の先までばい菌が達す

✪ 乳歯の虫歯は永久歯に影響する

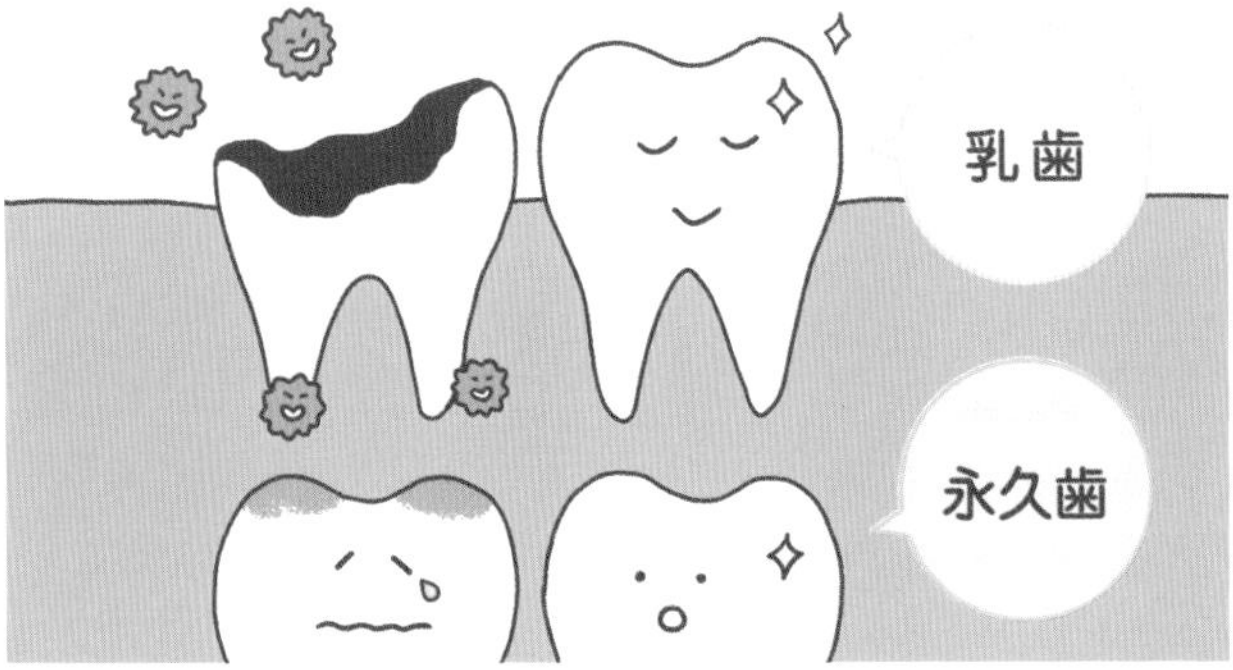

ると、その後に生える**永久歯が変色したり、いびつな形になったりする**ことがあります。

変色や変形は永久歯が生えたときに初めてわかりますが、それが前歯だったりすると、一生見た目に影響が出てしまいます。

影響③ 永久歯の虫歯リスクが上がる

乳歯が永久歯に生え変わる時期は、乳歯と永久歯が混在してお口の中にあります。そこで乳歯が虫歯だと、口内に虫歯菌が多くいる状態なので、永久歯が虫歯になりやすくなります。

生えてから2~3年の永久歯はまだ未成熟でやわらかいため、虫歯菌の出す酸にとても弱く、虫歯が進行しやすいので特に注意してください。

影響④ あごの成長を妨げる

乳歯の虫歯で痛みがあると、その部分を避けて噛むようになり、**偏った噛み癖がついたりします。**また、しっかり噛まずに飲み込んでしまうお子さんもいます。

こうした状態が長く続くと、あごが十分に発達しません。永久歯がキレイに生えるだけのあごのスペースができずに歯並びが悪くなってしまうのです。

乳歯を虫歯にさせないことは、将来にわたって自分の歯に自信を持って、思いっきり笑えるようになるための第一歩です。最初によいスタートを切れるように、親子と歯科医院で一緒になって歯を守りましょう。

乳歯の生え方

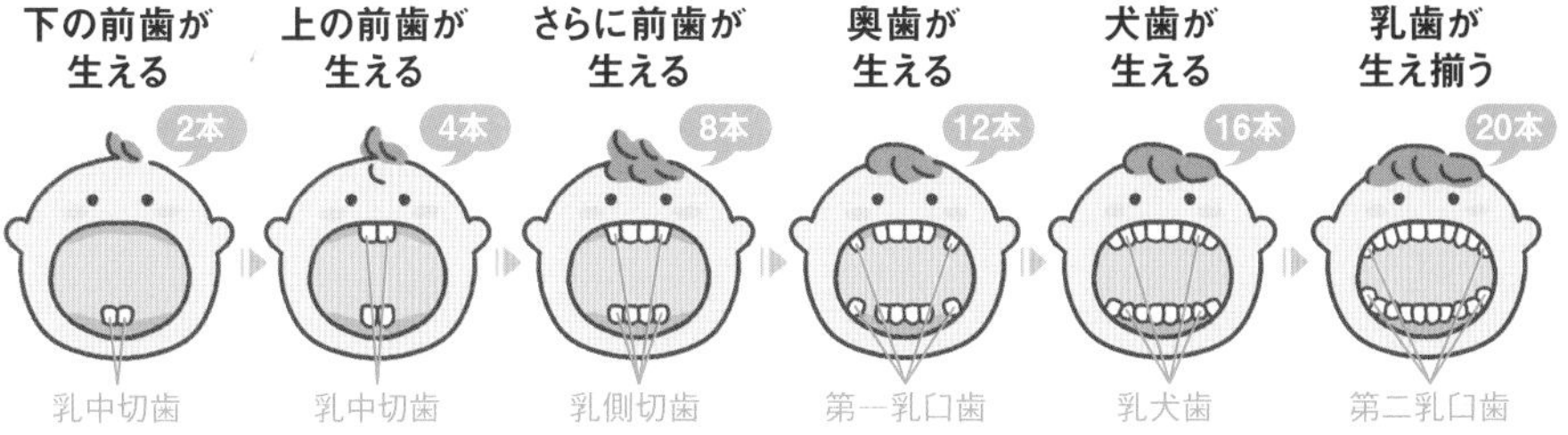

PART 2

歯のしくみと治療のキホン

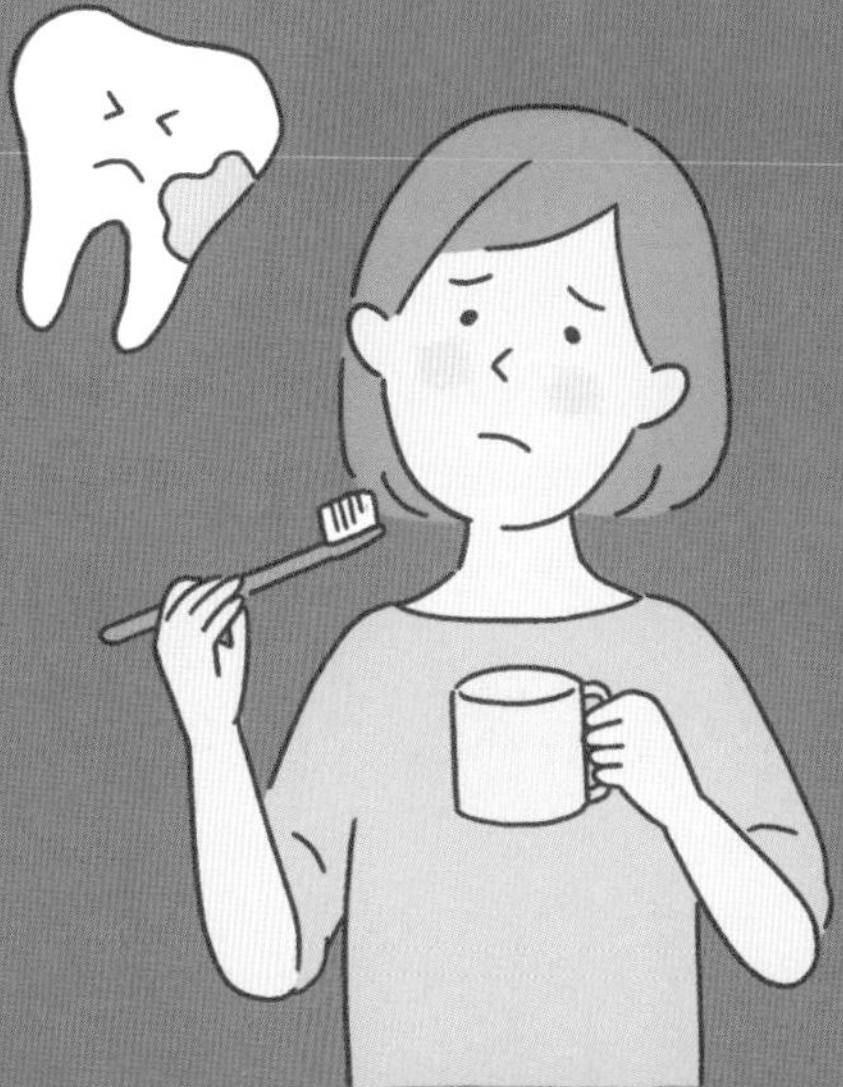

PART 2

14

口や歯の構造はどうなっているの？

口の構造

口の構造には、歯、歯肉（歯ぐき）、舌、口唇《こうしん》、口蓋《こうがい》などがあります。

歯は、子供は20本（乳歯）、大人は28本（親知らずを入れると32本）あります。生後6か月頃から乳歯が生え始め、3歳頃までにすべての乳歯が生え終わります。その後、5歳半～12歳頃までに徐々に乳歯が抜けて永久歯に生え変わります。

永久歯は一生使う歯となるため、早い時期から虫歯にさせず、よい状態をどれだけ長く維持できるかが、歯の寿命に深く関与してきます。

歯の構造

歯は、歯ぐきから出ている部分を歯冠《しかん》、歯ぐきより下の部分を歯根《しこん》と呼びます。歯ぐきより上の部分は**エナメル質、象牙質、歯髄の三層構造になっています。**

エナメル質は歯の表面を覆っている部分で、体の中で最もかたい組織です。かたいものを噛むことができ、熱などの外的刺激から内部の重要な組織を守っています。

象牙質はエナメル質の下にあり、エナメル質よりやわらかいため、虫歯が到達すると急速に進行してしまいます。鏡で見ると小さな虫歯なのに、治療で思った以上に削られたと思われる患者さんもいますが、エナメル質よりやわらかい内部の象牙質まで虫歯が達すると洞窟のように大きく虫歯が広がるからです。そのため、鏡で見たときのイメージよりも削る必要があります。ご自身で見える虫歯よりも実際は何倍も大きいのです。

歯髄は血管と神経がある部分で、やわらかい組織です。虫歯になると神経を残せるかどうかで、歯の寿命が大きく変わるため、歯髄は非常に重要な部分です。

歯ぐきと骨の役割

歯肉は歯ぐきとも呼び、歯根や骨を覆っている組織です。歯は歯ぐきが支えていると思っている方もいますが、歯ぐきの下にある歯槽骨と呼ばれる骨が支えています。**人が食事で噛む力はおおよそ男性60kg、女性40kgで、1日約1800回も噛んでいます。**つまり、歯には1年間で65万回も強い力がかかっているのです。その強い力を歯槽骨が支えています。歯ぐきは骨の上にシートのように被さっているだけなのです。

歯槽骨が失われると歯がグラグラして抜けてしまいます。歯周病で歯が抜けるのは、この骨が溶けるためです。

口の構造

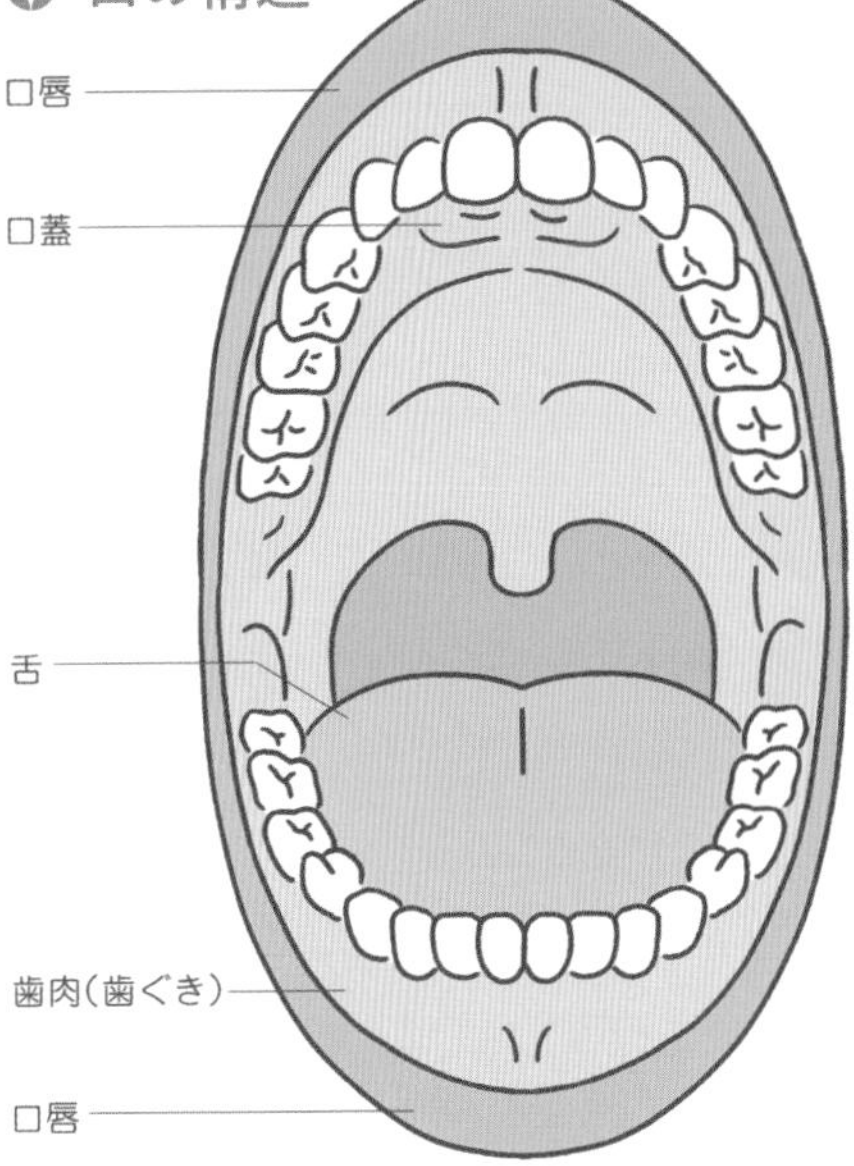

歯の構造

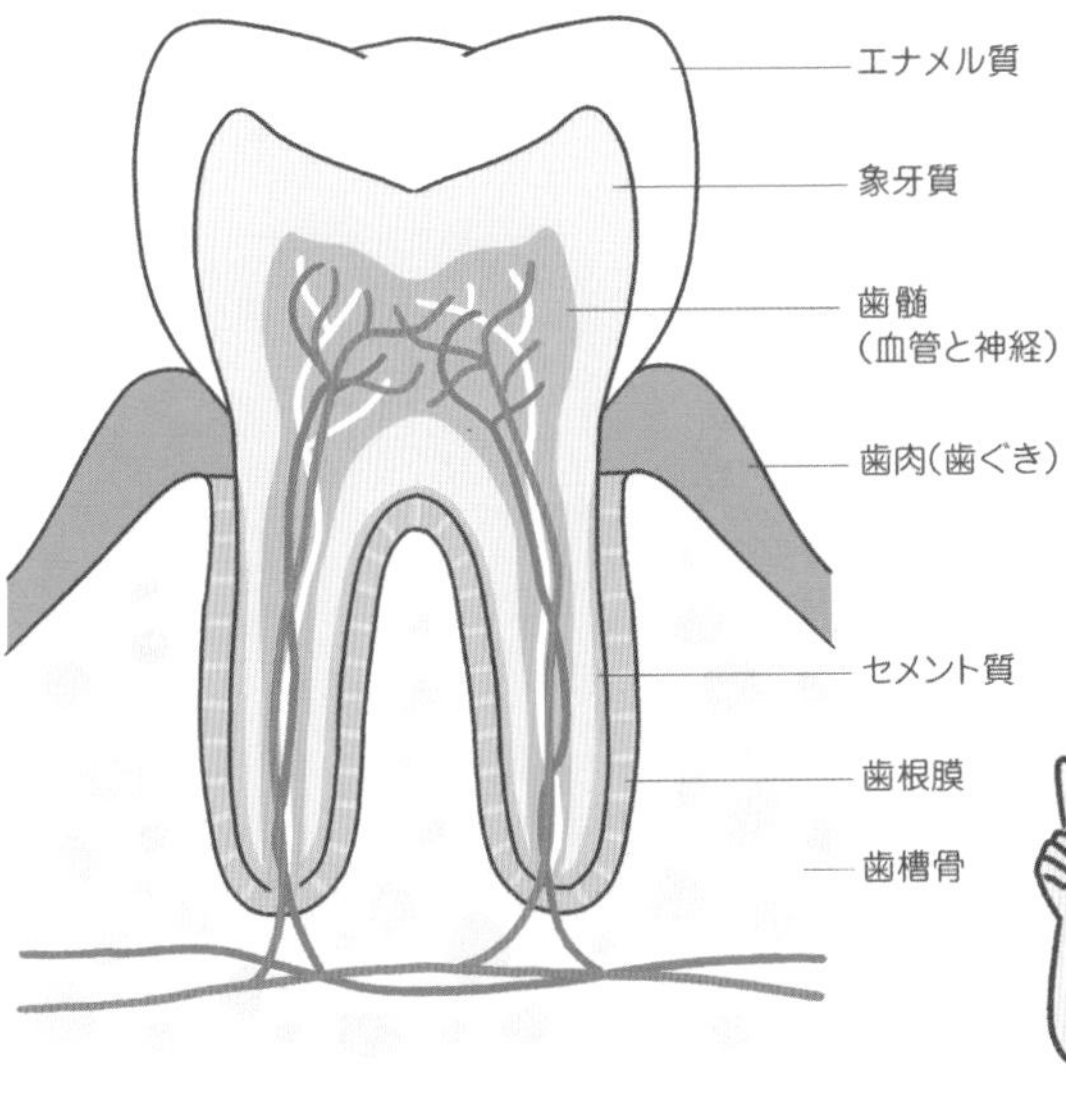

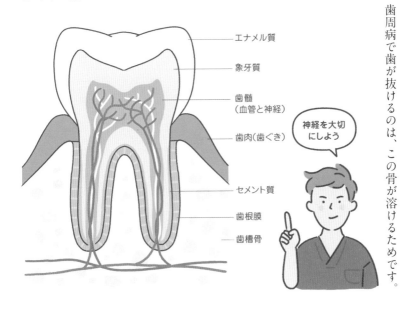

PART 2

15

唾液の役割～ドライマウスにご注意を！～

加齢やストレスで唾液の分泌量が減る

唾液は1日当たり約1～1・5ℓも分泌されます。食事中に多く分泌され、睡眠中は減少します。

また、**30代をピークに減少し始め、70代になるとピーク時の3割まで減少します。**

唾液には消化をサポートする、歯を補修する、お口の粘膜を保護するなど、さまざまな働きがありますが、ストレスや加齢、薬の副作用などによって唾液の分泌量が減ると、口の中が清潔に保たれず、さまざまな弊害が出ます。

たとえば、「虫歯や歯周病になりやすくなる」「口臭がきつくなる」「口内炎が頻繁にできる」「風邪やインフルエンザにかかりやすくなる」などです。

口の中が乾燥している状態は「ドライマウス（口腔乾燥症）」と呼ばれ、近年、この症状を訴える人が増え続けています。

唾液を増やすための対策

もし、口の中が乾燥している状態が続くようなら、唾液を増やすための対策が必要です。家庭でできるセルフケアとしては、「唾液腺マッサージ」「舌まわし」「よく噛んで食べる」があります。

唾液腺マッサージは、顔の周辺にある3か所の唾液腺（「耳下腺《じかせん》」「顎下腺《がっかせん》」「舌下腺《ぜっかせん》」）をダイレクトに刺激して唾液の分泌を促進します。

舌まわしは、舌を左右に動かしたり、舌先で円を描くようにします。顎下腺や舌下腺が刺激されて唾液が出やすくなります。

よく噛んで食べる

そして、よく噛んで食べることも、唾液腺を刺激するため、効果的です。**食事のときに、ひと口で30回以上噛むことを目安にする**とよいでしょう。ぜひ試してみてください。

唾液腺マッサージのやり方

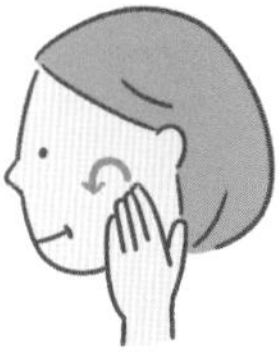

1 耳下腺マッサージ

耳の前に3〜4本の指を当てて、優しく回す。

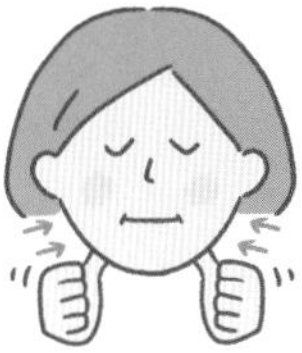

2 顎下腺マッサージ

あご下の柔らかい部分を親指で4〜5回押す。少しずつ位置をずらすようにする。

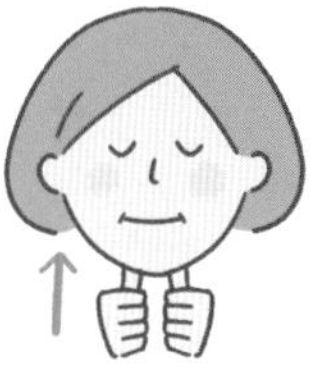

3 舌下腺マッサージ

親指であごの真下から舌を押し上げる方向に軽く押す。のどを押さないように注意する。

舌まわしのやり方

1 左右に動かす

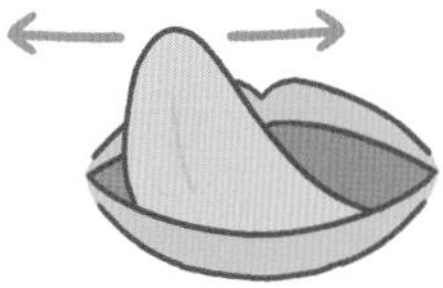

2 舌先で円を描く

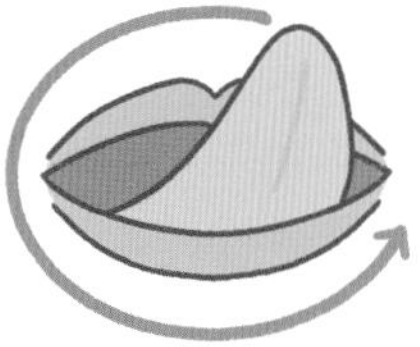

唾液の主な働き

1 消化をサポートする

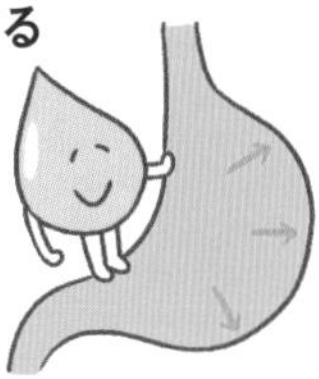

唾液中の消化酵素「アミラーゼ」がでん粉(糖)を分解して胃の消化を助けます。

2 歯を補修する

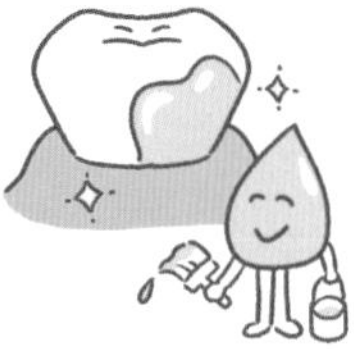

歯は「脱灰(歯の表面からミネラルが溶け出すこと)」と「再石灰化(溶けた表面の修復)」を繰り返しています。修復には唾液中のカルシウムやリン酸が大きく関与しています。

3 病原菌と戦ってくれる

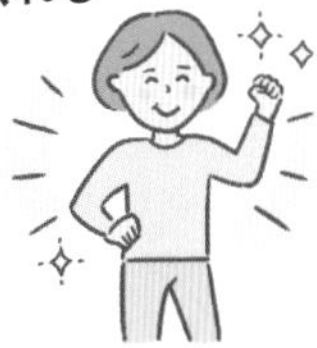

唾液の中に含まれる免疫物質(IgA)が病原菌と戦ってくれます。

4 味を感じやすくさせる

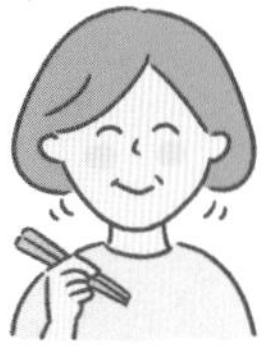

味の物質が唾液に溶け込むことで、味を感じる味蕾(みらい)に届きやすくなります。

5 お口の粘膜を保護する

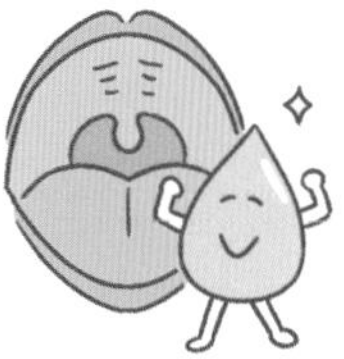

傷つきやすい粘膜を唾液の潤滑効果で保護してくれます。

PART 2

16

歯垢（プラーク）と歯石ができるしくみ

歯垢は細菌のかたまりでできている

「歯垢」「プラーク」「歯石」という名前は聞いたことがあると思います。それぞれはどう違うのでしょうか。

歯垢とプラークは同じものです。歯垢を「食べカス」だと思っている方もいますが、歯垢は細菌のかたまりです。わずか1㎎の中に数億から数兆もの細菌が存在しているのです。

細菌とその菌が排出した物質を含めて、「バイオフィルム」と呼ぶこともあります。つまり、「歯垢＝プラーク＝バイオフィルム」となります（厳密には少し違いますが、同じと思って大丈夫です）。朝起きて口の中がヌルヌルしているのは細菌が繁殖したからです。**歯垢は口の平和を乱す犯罪集団**だと思ってください。

「歯石」は、歯垢と唾液中のカルシウムがくっついてかたくなったものです。歯磨きなどで取り除けなかった歯

◆ 口の中では常に細菌が活動している

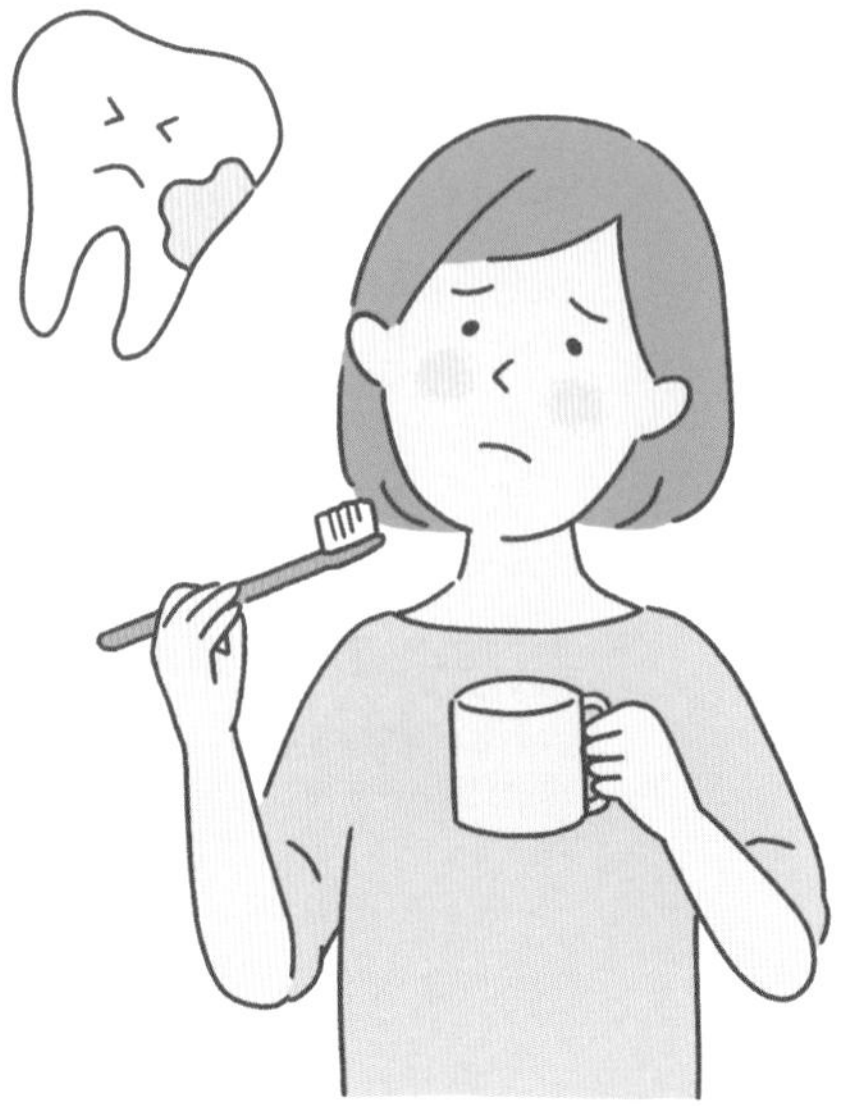

垢は2日くらい経つと徐々に歯石へ変わっていきます。歯石は顕微鏡で見ると軽石のように小さな穴がたくさん空いていて、細菌の住処になっています。たとえるなら、**歯石は多くの犯罪者が逃げ込んでいるスラム街**です。

歯石は歯磨きでは取れない

歯垢は、食後およそ4〜8時間ほどでつくられます。水に溶けにくくネバネバと粘着性があるため、うがいで取り除くことはできません。放っておくと細菌のつくった酸や毒素が歯の表面のエナメル質を溶かしたり、歯ぐきに炎症を起こし、虫歯や歯周病を進行させます。そのため、ハブラシや歯間ブラシ、デンタルフロスを使って毎日、取り除く必要があります。

歯石は歯垢と違い、ハブラシなどで取り除くことができません。**1度歯に付着すると自然と取れることがないため、歯科医院で専門の器具を使って取り除く必要があります。**

毎日、正しいブラッシングをして歯垢を取り除くことが大切ですが、それでも溜まってしまう歯垢やできてしまった歯石は、歯科医院に行ってキレイに除去してもらいましょう。

✪ 歯垢(プラーク)と歯石ができるしくみ

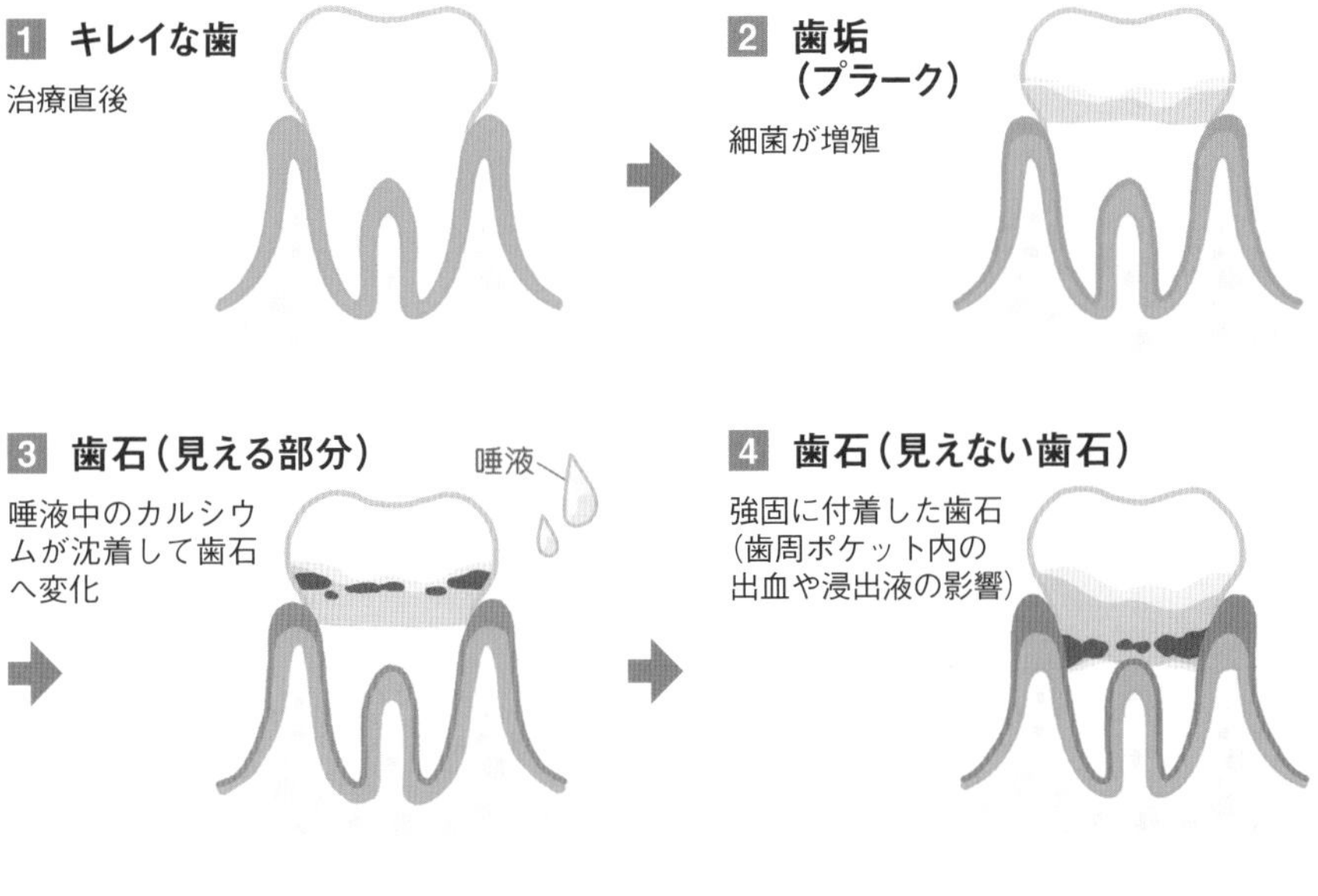

PART 2
17

虫歯の治療回数には限界がある

歯は合計160面を磨く必要がある

　毎日、歯磨きをしているのに、どうして汚れが残るのか。イマイチ腑に落ちない人もいると思います。自分で見ても汚れを確認できないので仕方ないことかもしれません。

　歯は1本につき「手前」「奥側」「内側」「外側」「噛む面」と計5面磨く必要があります。親知らずを入れて32本の歯があるとすると、合計160面になります。そのすべてに対して、日々細菌が増殖しています。

　そして、歯の表面は真っ平ではなく、レゴブロックのような凹凸や小さい溝がたくさんあります。複雑な形をしている160面をキレイにするのはかなりの重労働です。歯を1本ずつ手に取って、汚れている部分を磨ければよいですが、歯は固定されているのでそうはいきません。特に隣の歯とくっついている部分はより困難です。

　では、磨き残しによる細菌の繁殖はいつ取り除けばいいのでしょうか。それは歯科医院で行うメンテナンスのときだけです。

虫歯治療は5回程度が限界

　磨き残しが多いと細菌が繁殖し、虫歯や歯周病の原因になります。

歯は1本につき5面ある

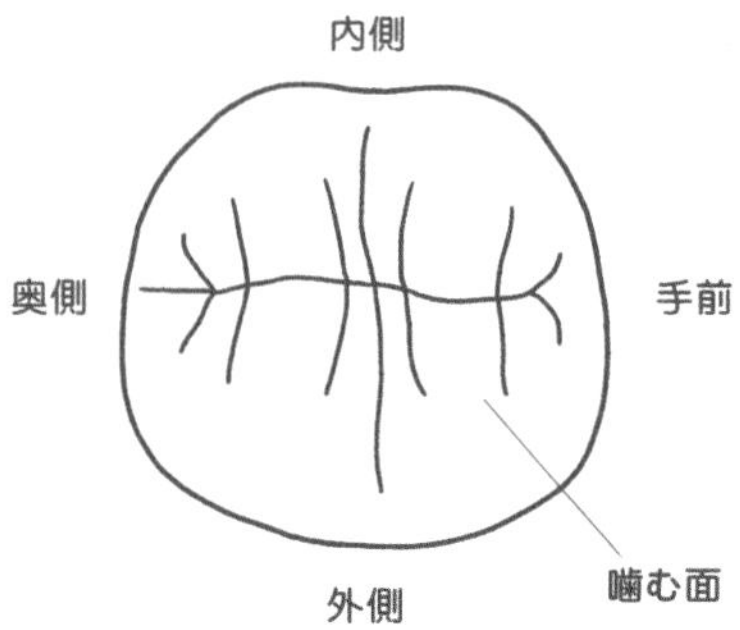

1本につき5面×32本＝160面

「虫歯や歯周病になっても治療して治せばいい」と思うかもしれませんが、歯の治療回数には限界があることを知っておいてほしいのです。

たとえば、虫歯になり、虫歯部分を削って銀歯の詰め物をしたとします。磨き残しが多いと、早いタイミングで再び虫歯になります。その場合、再び歯を削って、より大きな詰め物を入れます。これを永遠に繰り返すことはできないので、いずれ抜歯になります。虫歯治療は5回程度が限界です。

再発を防ぐことが重要

歯周病治療も同じように限界があります。歯周病は歯を支えている歯槽骨が溶ける病気です。1度溶けた骨は基本的に元に戻りません。何度も歯周病を繰り返せば、歯槽骨の量にも限界があるので抜歯になるのです。

つまり、**歯の寿命を延ばすためには再発をどれだけ防げるかがポイント**になります。だからこそ、再発を減らすことができるメンテナンスが重要なのです。

虫歯で抜歯になるまでのプロセス

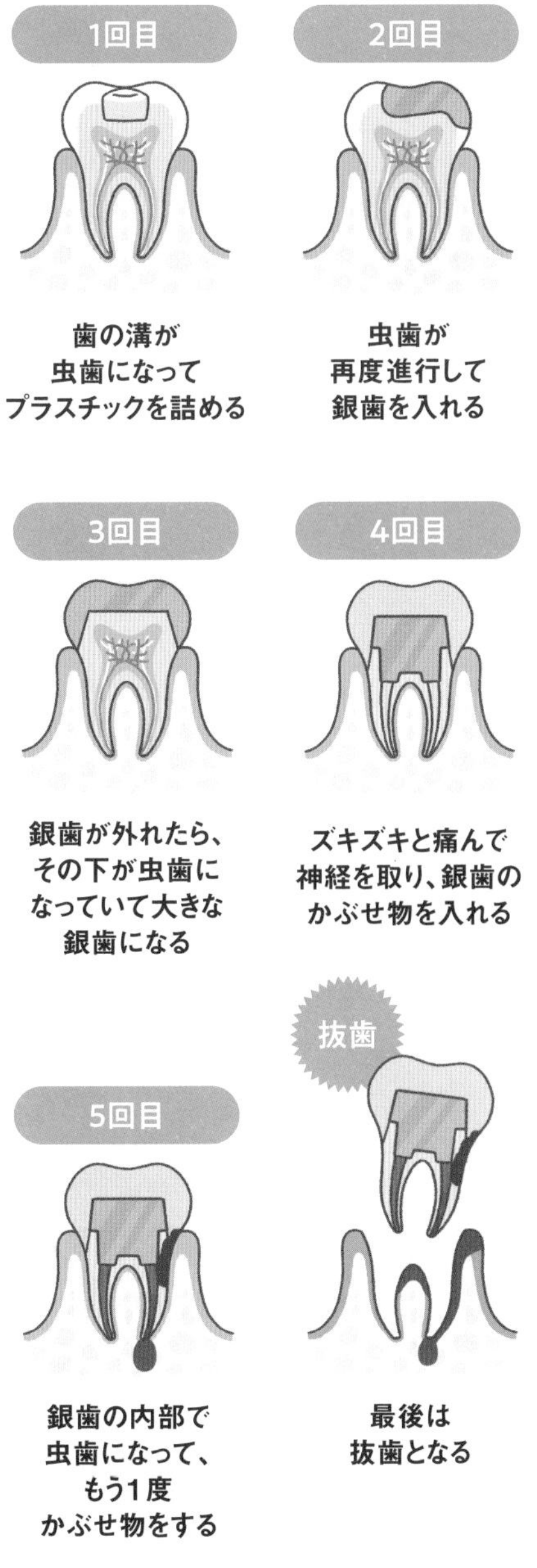
1回目
歯の溝が
虫歯になって
プラスチックを詰める
2回目
虫歯が
再度進行して
銀歯を入れる
3回目
銀歯が外れたら、
その下が虫歯に
なっていて大きな
銀歯になる
4回目
ズキズキと痛んで
神経を取り、銀歯の
かぶせ物を入れる
5回目
銀歯の内部で
虫歯になって、
もう1度
かぶせ物をする
抜歯
最後は
抜歯となる

PART 2

18

歯を失う原因の第1位「歯周病」の怖さ

気づいたときにはもう遅い？

日本人が歯を失う原因の第1位は歯周病です。歯周病は、歯と歯ぐきの間の歯周ポケットに歯垢が溜まり、歯垢の中のばい菌から放出される毒素によって歯ぐきが炎症を起こす病気です。以前は「歯槽膿漏」とも呼ばれていました。

歯周病が進行すると、出血だけではなく、歯を支えている歯槽骨が毒素の影響で溶けていきます。**歯周病は痛みを感じにくいので、気づいたときには歯槽骨の半分以上が失われ、抜歯になることがあります。**

歯周病の進行度

歯周病の進行度を「初期」「軽度」「中度」「重度」の4つに分類して説明します。医学的に細かく分類すると複雑になり過ぎるので、あくまでイメージとして捉えてください。

初期は、歯ぐきが腫れていたり、歯磨きをすると出血をしたりすることがあります。この段階を「歯肉炎」と呼びます。歯周病菌の影響で歯ぐきの粘膜バリアが破壊され、歯磨きなどのささいな刺激で、充血した歯ぐきから血が出ます。初期の一番のポイントは歯槽骨が溶けていないことです。清潔に保つようにケアすれ

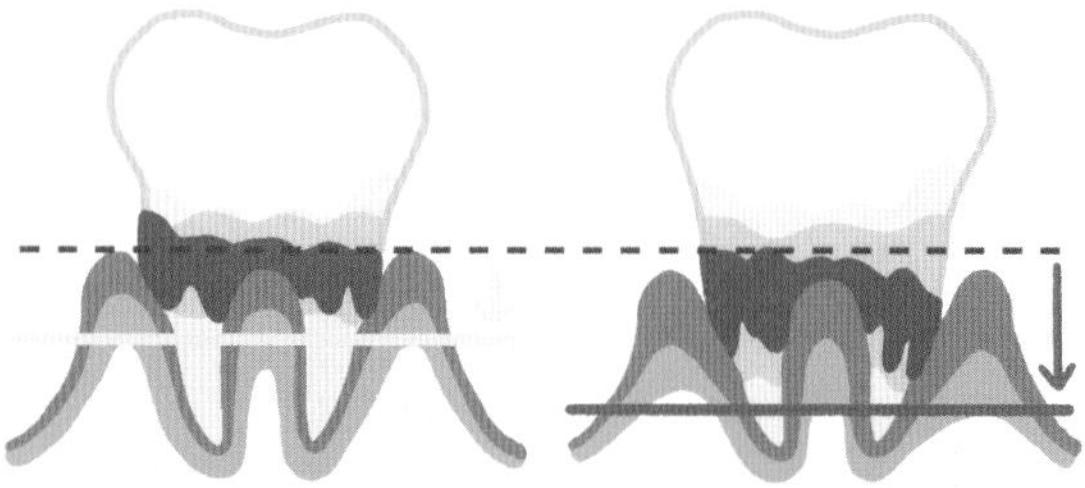

中度
支えの骨が半分近くまで溶けている。この状態でも痛みがないことが多い

重度
膿が出て腫れることが多い。指で触ると歯が動くケースもある

ば症状が治まることもあります。

軽度は、初期と同様に歯ぐきの腫れや出血があります。ポイントは歯槽骨の一部が溶けてしまっていることです。ただ、このタイミングで治療すればまだまだ歯を長く残すことは可能です。

中度は、歯ぐきの腫れや出血がより酷くなります。ドロドロした出血が多くなり、膿が出ているケースもあります。骨の吸収が進行し、歯槽骨の3分の1～2分の1程度が失われてしまっています。これ以上進行すると歯を残すことがかなり難しくなりますが、なんとこの状態でも痛みなどの自覚症状がない場合も多いのです。

重度は、歯槽骨の半分以上を失って、歯がグラグラし始めます。定期的に歯ぐきが腫れて痛んだりします。出血だけでなく、膿も出て口臭が酷くなります。この段階になると歯を残すのがかなり厳しく、一刻も早く治療を受けることが大切です。**悪くなったら治療を受ければ治ると思っている方もいますが、基本的に失った骨は戻ることはないと思ってください。**

歯周病は虫歯と違って、複数の歯で進行します。失った骨は元に戻らないからこそ、早い段階からの治療とメンテナンスが重要なのです。

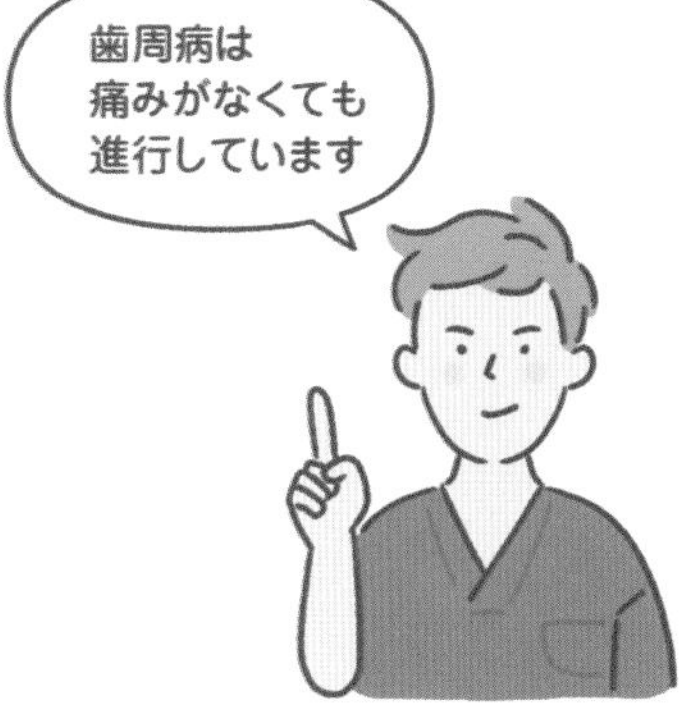
歯周病は痛みがなくても進行しています

✦ 歯周病の進行度

※点線は本来の骨の高さ、青・黄・赤の線は各段階の骨の高さを示す

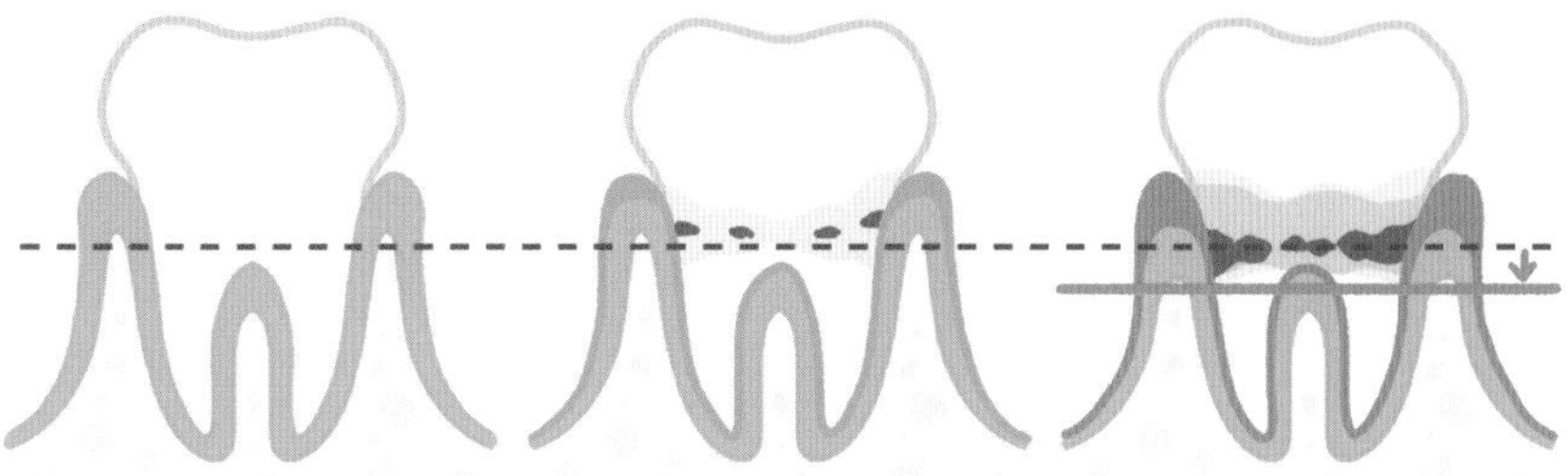

健康な歯 ➡ **初期** ➡ **軽度**

初期：歯ぐきが腫れている状態

軽度：支えの骨が溶けてくる。痛みはない

PART 2

19

隠れた歯周病のセルフチェックをしてみよう

歯ぐきの変化を鏡でチェック

自分が歯周病かどうか心配な方もいらっしゃると思います。そこで、歯周病のセルフチェック表を作成しました。鏡を見ながらチェックをして当てはまる項目が3つ以上ある場合は、早めに歯科医院を受診しましょう。当てはまる項目が少なかった人も定期的にチェックして、ご自身の歯を守ってください。

40代以降の人はセルフチェックの項目として挙げた不調を感じなくても、歯周病が進行している可能性があります。

「歯ぐきがやせる」ことは加齢に伴う自然現象でもありますが、多くは歯周病で歯ぐきが炎症して歯を支える歯槽骨が溶けて、歯ぐきの位置が下がることで起こります（専門用語で「歯肉退縮《しにくたいしゅく》」と呼びます）。

歯周病は軽度や中度では痛みを伴わないことがほとんどで、痛みが出るときはかなり悪化したときです。だからこそ、30代後半からは痛みのない隠れた歯周病を発見するために歯科医院で定期的に検査とメンテナンスを受けることが効果的なのです。失った骨は基本的に元に戻らないので、早めの対策をしてください。

40歳を過ぎたらフロスや歯間ブラシを使う

40代以降でデンタルフロスや歯間ブラシを使ってない人は、まずは奥歯から使ってみてください。デンタルフロスや歯間ブラシは、歯や歯ぐきに当たる部分がハブラシとはまったく異なることから、ハブラシで出血しなくても、デンタルフロスや歯間ブラシだと出血することがあります。出血は歯ぐきに炎症が起きている証拠ですので、要注意です。

デンタルフロスや歯間ブラシなどで、早めに歯と歯の間のケアをする習慣をつけてください。

歯周病セルフチェック

**鏡を見ながらチェックして当てはまる項目が
3つ以上あったら歯科医院で検査を受けてみてください**

- □ 前歯の歯ぐきが後退して隙間がある（ブラックトライアングル）
- □ 歯磨きをしても痛くないが、ゆすいだ水にときどき血が混じる
- □ 指で押すと歯が動く気がする
- □ 定期的に歯ぐきが腫れぼったくなったり、膿が出る
- □ 昔に比べて奥歯に食べ物がよくつまるようになった
- □ ハブラシでは出血しないが、デンタルフロスや歯間ブラシを使うと出血する
- □ 口臭が昔よりも気になるようになった
- □ 歯が少し長くなった気がする
- □ 歯ぐきがピンク色ではなく、赤みが強い色をしている
- □ 以前に比べて歯の位置が変わってきた
- □ 過去に歯周病の治療を受けて、その後はメンテナンスに通っていない
- □ 40歳以上でデンタルフロスや歯間ブラシをほとんど使用していない

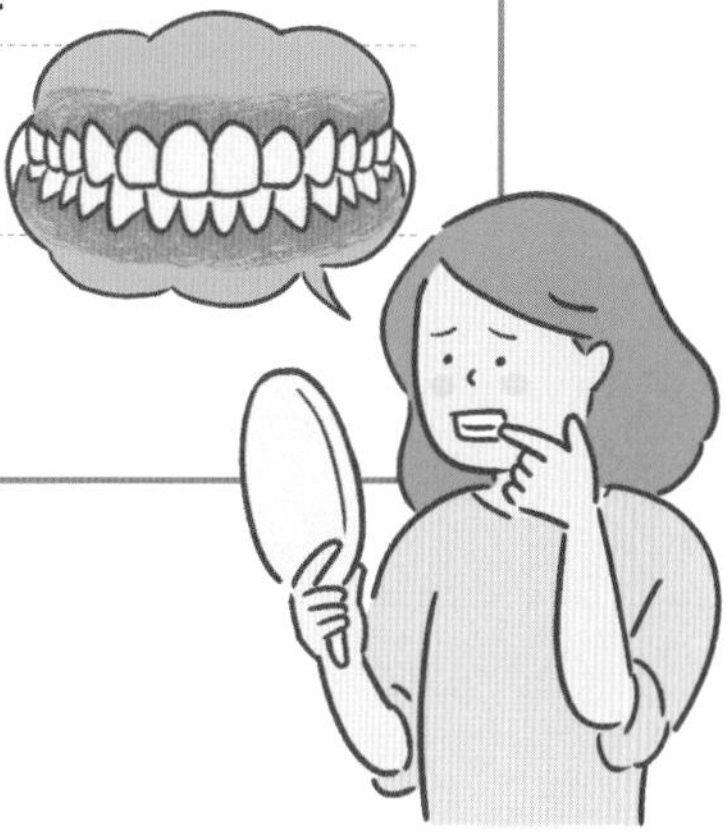

PART 2

20

歯周病治療ではどんなことをするの？

治療は1回では終わらない

保険適用の歯周病治療は、厚生労働省が定めたルールに沿って行います。治療のステップごとに治癒を待ってから進める必要があり、検査・診断・治療・治癒確認が1回で終わることはありません。軽度でも歯周病が進行している場合は平均して3〜4回、1か月から3か月（重度の方は3か月以上）はかかります。

歯周病治療で何をするかわからない方も多いと思いますので、具体的な治療内容を解説します。

歯周病の進行度合いを調べる

「❶レントゲン検査」では、歯周病の進行度合いを把握するために、お口全体のレントゲンを撮影し、歯を支えている骨がどれくらい下がっているかを確認します。

「❷各種検査」では、レントゲンではわからない細かい状態を調べます。「プローブ」という専用の物差しで歯周ポケットの深さが何ミリかを測ります。歯周ポケットが深いほど、歯周病が進行している状態です。

検査中は歯科衛生士が数値を声に出して測ることがあります。**4㎜以上は歯周病が進行していて、6㎜以上はかなり悪い状態です。**同時に出血の有無や歯の揺れもチェックしますが、出血する部分は歯肉が炎症を起こしています。出血は、いま歯周病が進行しているかのバロメーターです。

「❸歯磨き指導」では、歯磨きが苦手な部分の磨き方をお伝えします。歯周病は歯周病菌が原因で進行していきますが、毎日の歯磨きで歯垢（プラーク）の取り残しが多いと、いつまで経っても治りません。

歯石を除去して歯ぐきの炎症を抑える

「❹歯石除去」では、水が出る超音波の器具を使って歯ぐきの上の見える歯石（縁上歯石）を除去します。除去後、最低2週間ほど経って歯ぐきの腫れがひいてから、今度は歯ぐきの下の見えない歯石（縁下歯石）を除去します。

縁下歯石はかなり強固に付着しているので、手用の金属器具で丁寧に除去する必要があります。そのため、**1回の治療で4～6本程度の処置が限界です。**

「❺炎症の強い歯肉の除去」では、歯周ポケットが深く、ポケット内部の炎症が強く膿んだ歯ぐきの一部を除去します。

「❻噛み合わせの調整や歯の固定」では、噛み合わせのズレによる噛み合わせの過剰負担を調整します。また、揺れが激しい歯を一時的にほかの歯と固定することもあります。

「❼歯の研磨」では、歯の表面を磨いて滑らかにすることで、汚れを付きにくくします。

歯周病は歯を失う一番の原因なので、担当の先生や歯科衛生士と一緒にしっかり治療していくことが大切です。治療しても再発を起こすので、定期的にメンテナンスに通うことをお忘れなく。

◆ 歯周病治療の内容

❶レントゲン検査

❷各種検査
歯周ポケットの深さを計測
出血部位のチェック
歯の動揺のチェック
プラーク付着部位の確認

❸歯磨き指導

❹歯石除去

❺炎症の強い歯肉の除去

❻噛み合わせの調整や歯の固定

❼歯の研磨

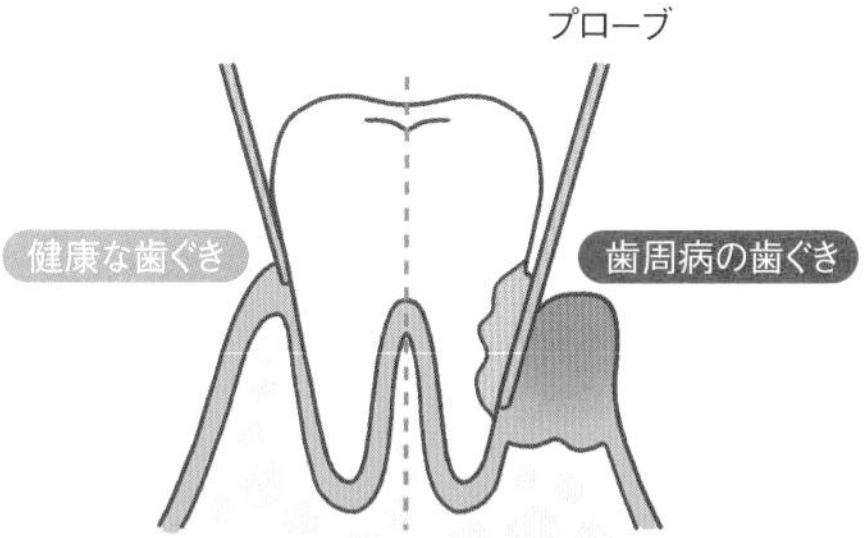

プローブを使って歯周ポケットの深さを測る

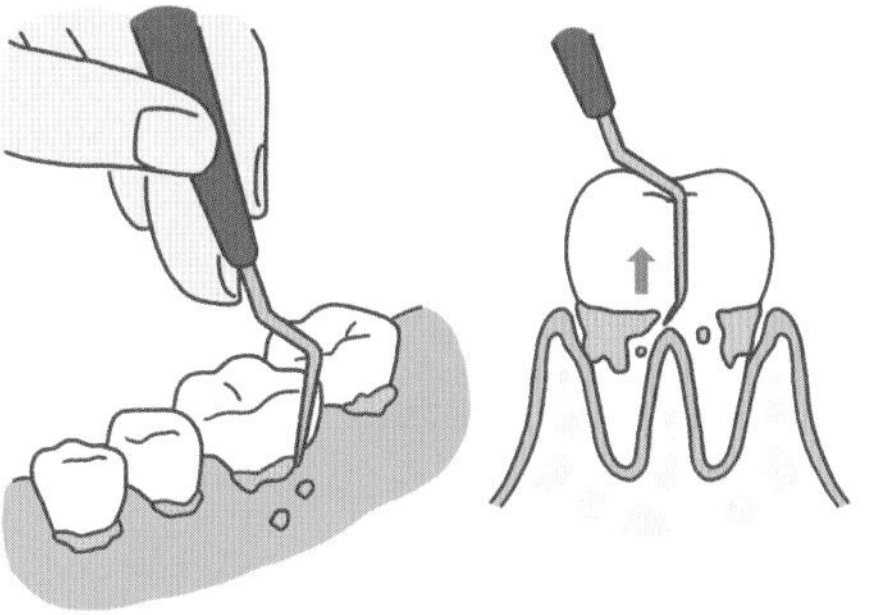
歯ぐきの上と下の歯石を除去する

PART 2

21

奥歯の治療で使う素材のおすすめは？

最も重要な奥歯を守るために

歯の寿命をのばす会が実施したアンケート調査「歯医者さん３００人に聞いた歯の常識」で「もし自分の奥歯（大臼歯）を治療するならどの素材を選びますか？」と質問したところ、上位３つは「ジルコニア（33％）」「ゴールド（32％）」「セラミック（25％）」という結果になりました。僅差で回答が分かれた要因は、噛む力の強さ、金属アレルギーの有無、審美性などにより、最適な材質が変わってくるためです。

奥歯は、噛む力の負担がほかの歯よりもかなりかかります。加えて日常的に歯ぎしりや食いしばりをする癖がある人は、さらに負担が強いられます。つまり、奥歯の治療で使う素材は、噛み合わせの癖まで含めて選ぶ必要があるということです。

審美性ならジルコニアとセラミック

ジルコニアとセラミックは、見た目が白い素材です。表面がツルツルしており、汚れがつきにくく、ハブラシで汚れが落ちやすいという利点があります。金属アレルギーが気になる人にも人気です。

アンケート結果では、ジルコニアを選んだ理由として、「審美性、強度、プラークの付着しにくさを総合的に考えるとジルコニア」「噛み合わせ調整を慎重にする必要はあるが、奥歯に適した材料。自分の奥歯もジルコニアを入れている」といった声が寄せられました。

一方、セラミックを選んだ理由としては、「審美性と耐久性を兼ね備えており、過大な力がかかったときは、セラミックが割れて歯を守ってくれる」「セラミックと歯の接着方法は再感染などを生じにくくさせ、長持ちするデータがある」「ゴールドと迷ったが、自分の10年以上の長期症例で安定しているケースが多い」などがあります。

目立ちにくい奥歯なら ゴールドもおすすめ

ゴールドは見た目で敬遠されることもありますが、欠けたり割れたりしにくい素材です。奥歯なら目立ちにくいため、ゴールドを推す先生はたくさんいます。

アンケート結果では、「私は食いしばる傾向があるため、奥歯にはゴールドを使う」「以前にセラミックを入れて割れた経験があるので、いまはゴールドを入れている」「見た目の問題を除けば、歯になじみやすく、歯を削る量も少なくて済むゴールドがいい」といった声が寄せられました。

自分が何を求めるかによって選ぶ素材は変わってきます。迷ったときは、かかりつけの先生と相談して決めるとよいでしょう。

歯医者さん300人に聞いた歯の常識②
もし自分の奥歯（大臼歯）を治療するならどの素材を選びますか？

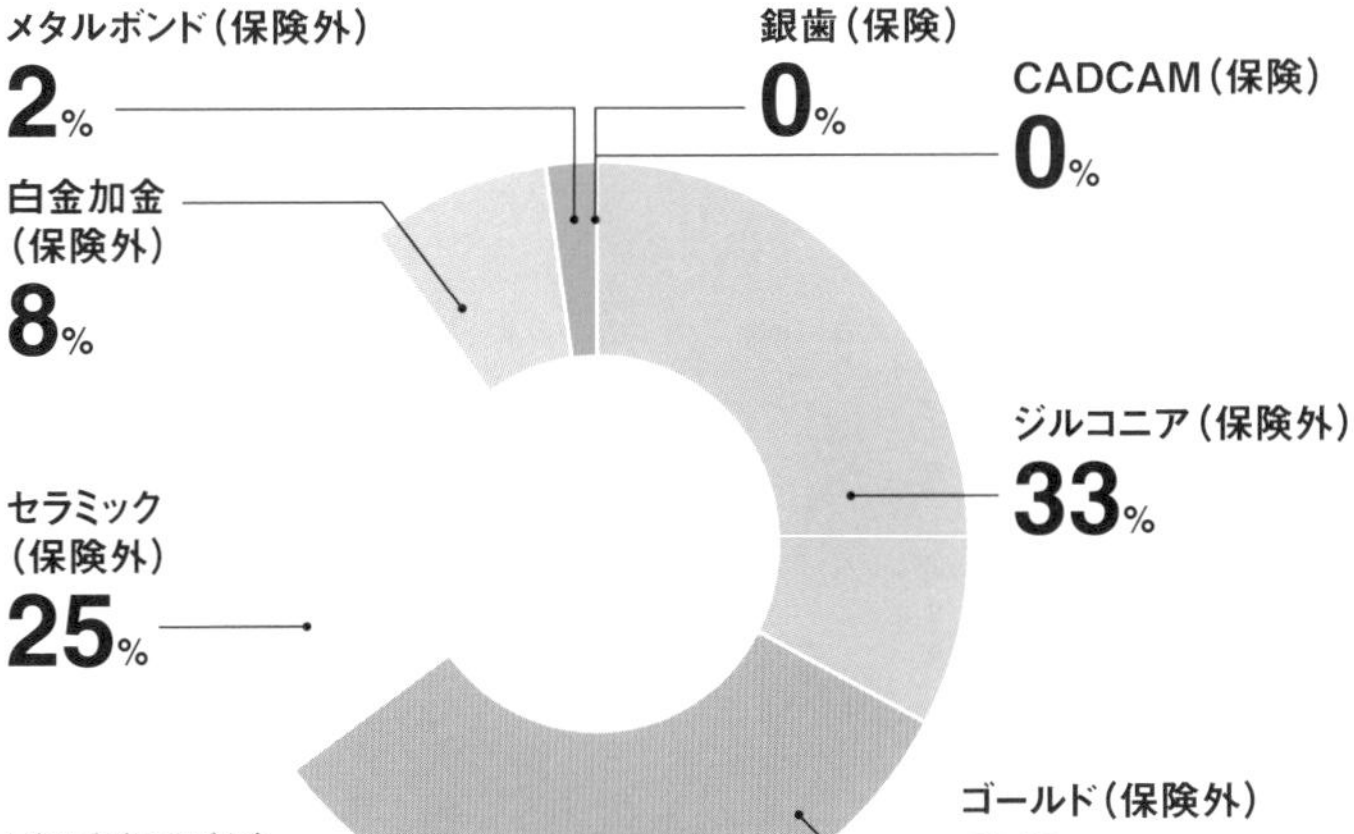

出典：一般社団法人歯の寿命をのばす会「歯医者さん300人に聞いた歯の常識」アンケート調査結果

素材による見た目の違い（審美性）

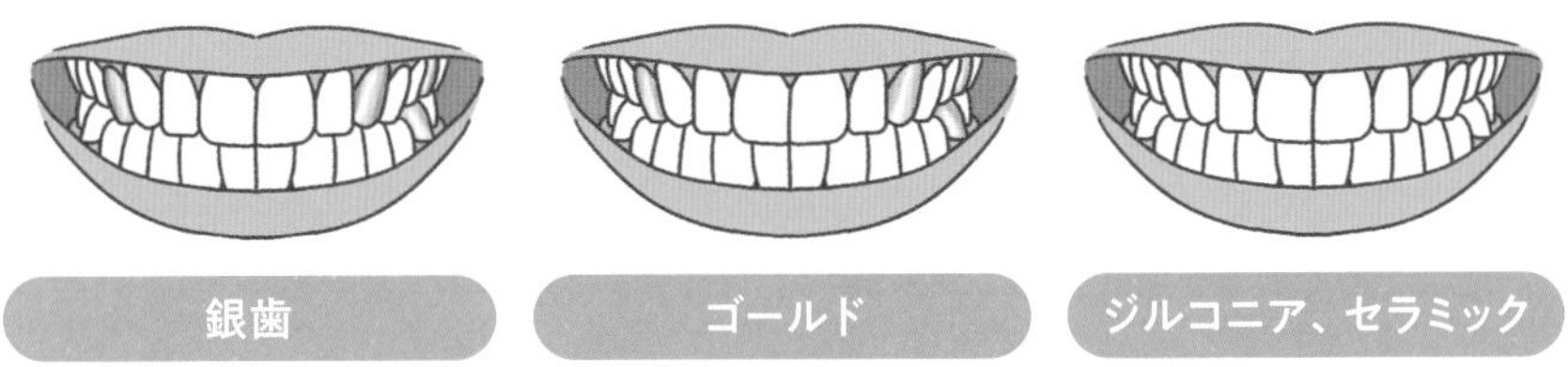

PART 2

22

歯を失ったときの治療法①ブリッジ

歯を失ったときの3つの治療法

歯を失ったときの治療法は、大きく分けて「ブリッジ」「入れ歯」「インプラント」の3つがあります。残っている歯の状態によってできる治療が異なります。また、費用や治療期間だけでなく、残っている歯の寿命にも大きく影響するので、自分に合った治療法を選ぶことが大切です。

ブリッジとは、歯が抜けた部分の両隣の歯に橋を架けるように金属のかぶせ物をつける治療法です。歯が1本抜けたとして、その両隣の歯の状態に問題ない場合は、ブリッジ治療が可能です。**セメントで固定されて、取り外しの必要のない治療法ですが、奥歯のブリッジの10年生存率（10年後も問題なく使用できている割合）は32％と言われています。**かぶせ物の材質によって保険適用と保険適用外があります。

ブリッジのメリット・デメリット

ブリッジは、**自分の歯のときに比べて噛む力は約80％に落ちますが、自分の歯と同じような感覚で食事を楽しめます。**また、取り外す必要はないので、普段の生活で不便さは感じにくいでしょう。

一方、大きなデメリットもあります。それは、両隣の歯にかぶせ物をするので、両隣の歯が健康であっても大きな虫歯になったのと同じぐらい削る必要があり、場合によっては神経を取るケースもあります。歯は削れば削るほど寿命が短くなるので、歯科医師としては治療とはいえ健康な歯を削ることに心が痛みます。

また、両隣の歯は失った部分の歯が本来支えるべき噛む力を支えています。つまり、日常生活では気づかないですが、**両隣の歯の負担は通常の1・5倍以上**になっています。両隣の歯の神経を取って、金属の土台が入っている場合は、早い段階で根が折れる可能性があります。

ブリッジは、使い勝手は悪くはないのですが、両隣の歯の寿命を短くしてしまうのが難点です。

3つの治療法の比較

治療法	歯を削る度合い	まわりの歯への負担	使用感
ブリッジ	大きく削る	非常に大きい	銀歯の場合は目立つ
入れ歯	ほとんど削らない	大きい	異物感を感じやすい
インプラント	削らない	かからない	自分の歯に近い感覚

両隣の歯を削り、かぶせ物をする

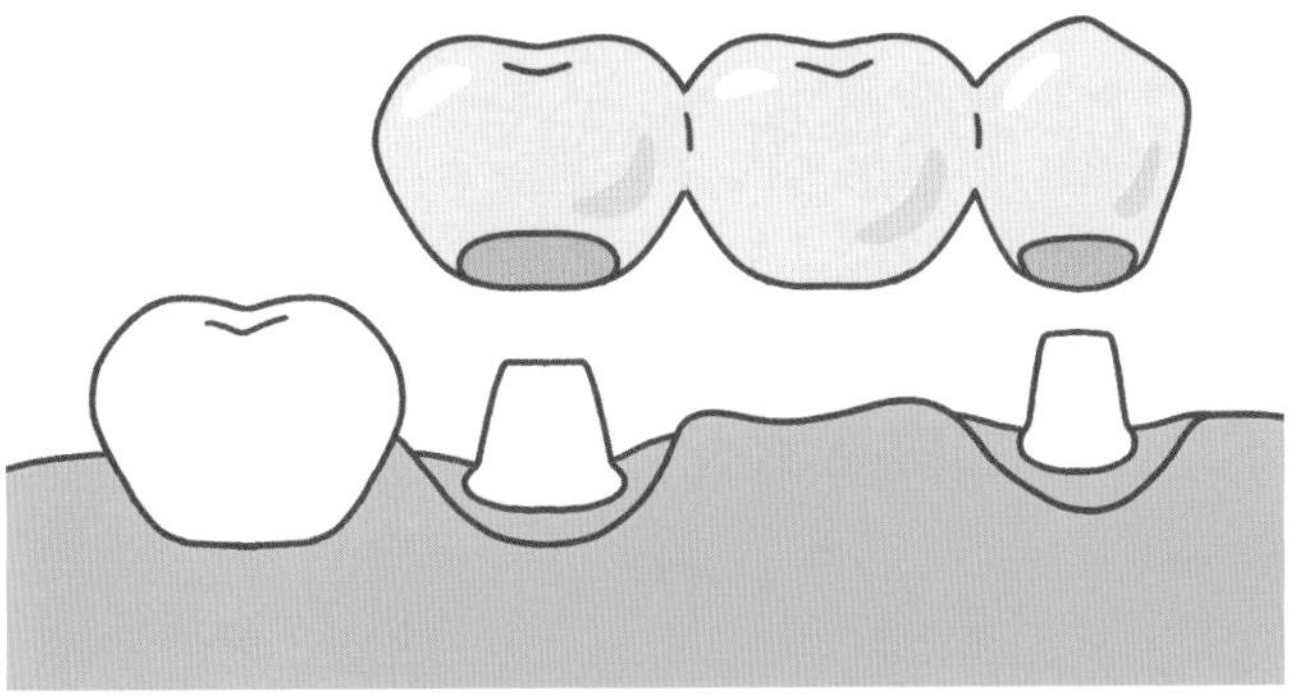

両隣の歯に負担がかかる

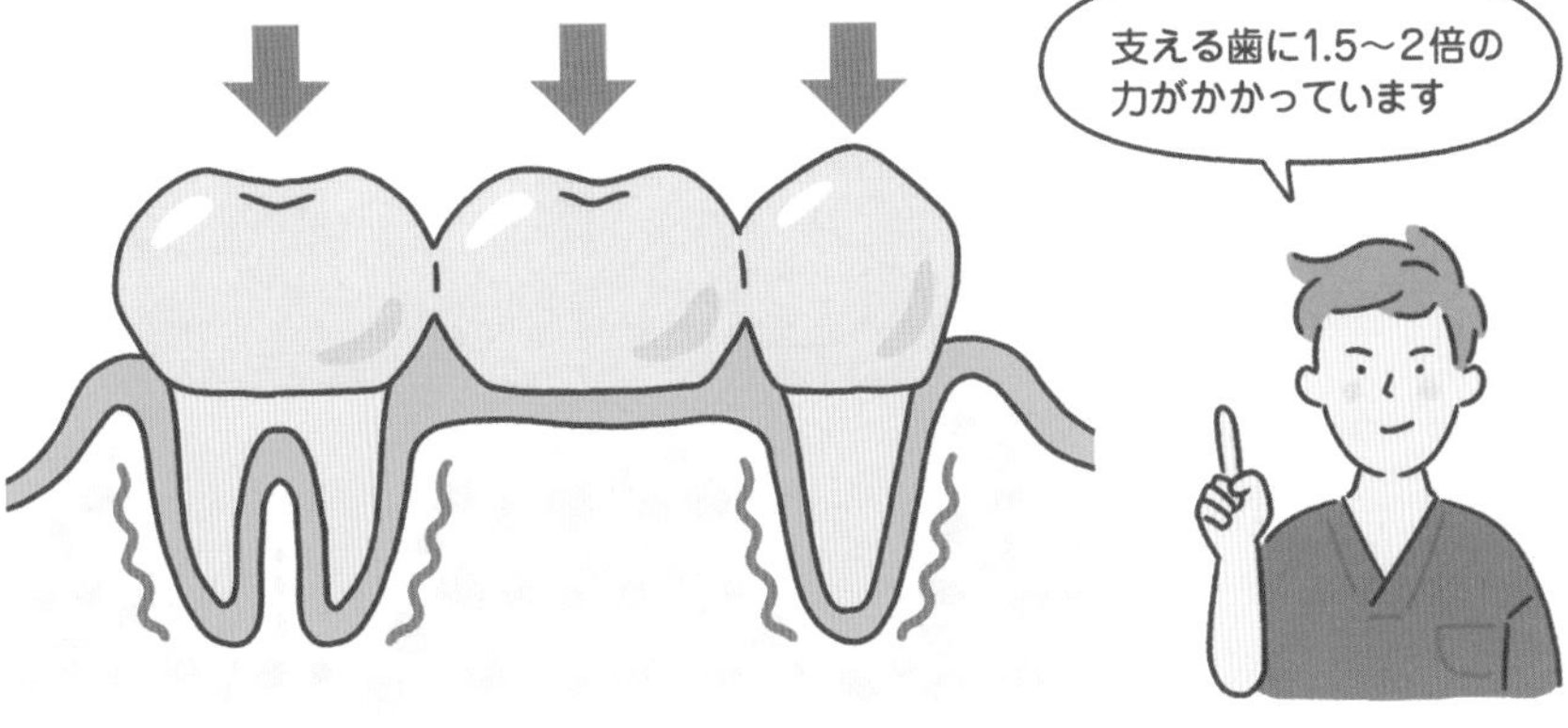
支える歯に1.5～2倍の力がかかっています

PART 2
23

歯を失ったときの治療法②入れ歯

すべての状態で治療できる

入れ歯は、歯を1本失った状態（部分入れ歯）からすべて失った状態（総入れ歯）まで治療することが可能です。そのため、「歯が悪いから入れ歯もできないのでは？」と心配する必要はありません。

入れ歯は、歯と一緒に歯ぐきもつくります。部分入れ歯の場合は、歯ぐきに似せたピンク色の樹脂素材の上に人工の歯と、食事や会話のときに外れないようにほかの歯にひっかける金属のバネ（「クラスプ」と言います）を取り付けます。**バネをかける歯は、歯の生えている向きが大きくズレていなければ少し調整する程度で済むので、ブリッジほど歯を削る必要はありません。**ただ、バネをかける歯がかぶせ物をしている場合は、入れ歯のバネをかけやすいようにやり替えをすることもあります。

総入れ歯の場合はバネをかける歯がないので、口内の

部分入れ歯と総入れ歯

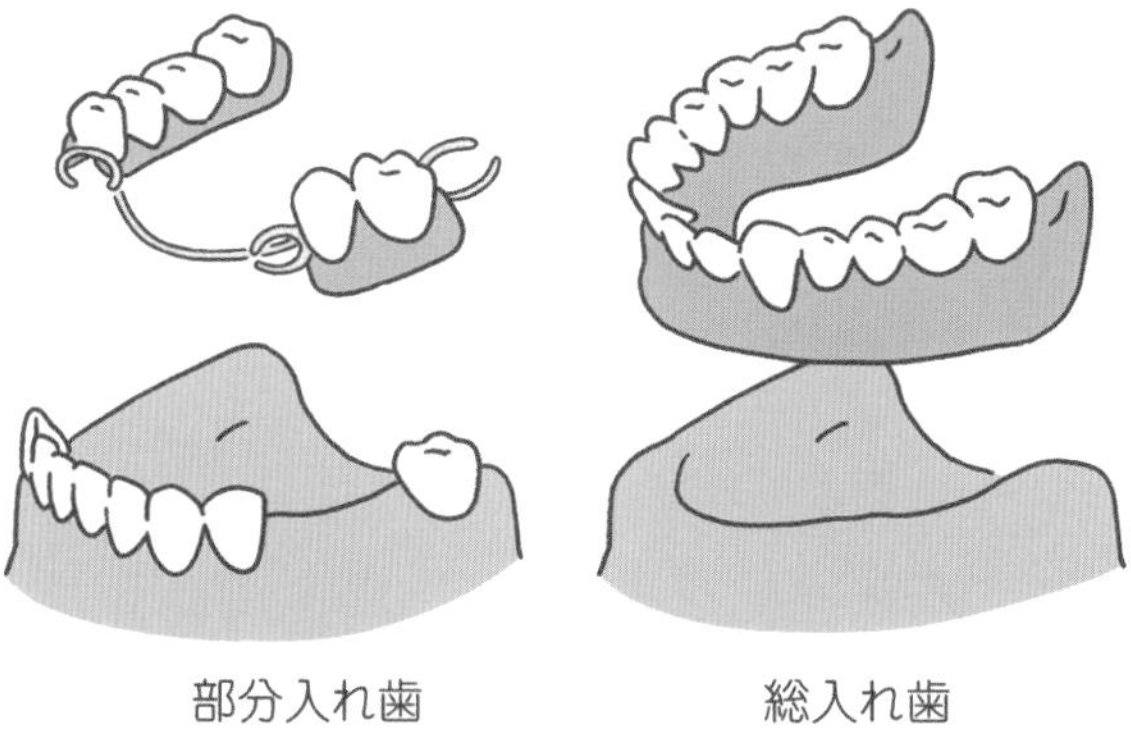

粘膜に吸盤のように吸着させますが、強い固定力はありません。

入れ歯は取り外し式で就寝時に外しますが、毎日磨いたり、薬液で洗浄する必要があります。治療時は麻酔もほぼ不要なので、患者さんの負担は少ないと言えます。

噛む力が極端に落ちる

食事のときの噛む力は、**自分の歯のときに比べて30～40％程度まで落ちてしまいます。**噛む力のほとんどを入れ歯の下の歯ぐきで支えるので、どうしても沈み込みやすいのです。また、入れ歯と歯ぐきとの間に、ものが詰まりやすかったり、かたいものが入れ歯の下に入り込んで痛みを感じたりすることがあります。

部分入れ歯の場合は、バネをかけている歯に過剰な力がかかるので、その歯の寿命が極端に短くなります。入れ歯をすると歯がどんどんなくなると言われるのは、そのためです。

初めて入れ歯をする方は、入れ歯をつけることによる違和感や、発音がしにくいなどの問題が起こったりします。なによりブリッジと比べて入れ歯は目立ちやすく、精神的に老け込んだ気がして嫌がる人も多くいます。

見た目や使用中の違和感が気になる人が多い

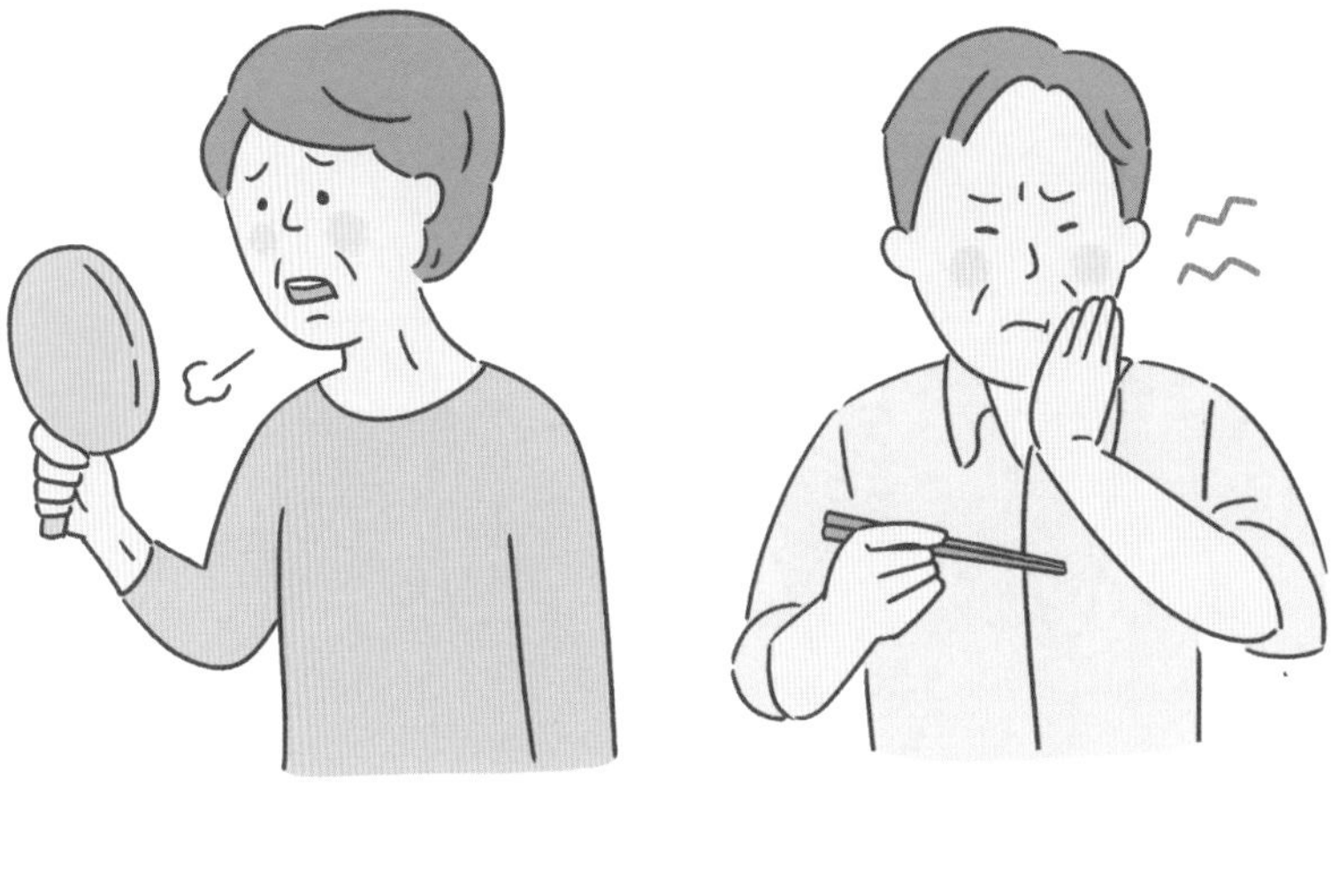

PART 2

24

歯を失ったときの治療法③インプラント

この20年間で治療成績が向上

インプラントとは、歯がなくなった部分の骨に人工歯根（チタン製）を埋め込み、その上にかぶせ物をする治療法です。日本では40年以上前から行われてきましたが、この10〜20年で治療成果が非常に上がっています。そのため、インプラント治療を選択する人が増えており、近年は40〜70代の方の約４％がインプラント治療を受けています。

自分の歯と同じように噛める

インプラントは、**自分の歯と同じように噛め、入れ歯と違い食事中に痛みが出たり、外れたりする心配もないので、日常生活のストレスが大幅に軽減できます。**かぶせ物に使う材質は白いセラミックでつくることも可能なため、見た目も自然です。

人工歯根を入れてかぶせ物をする

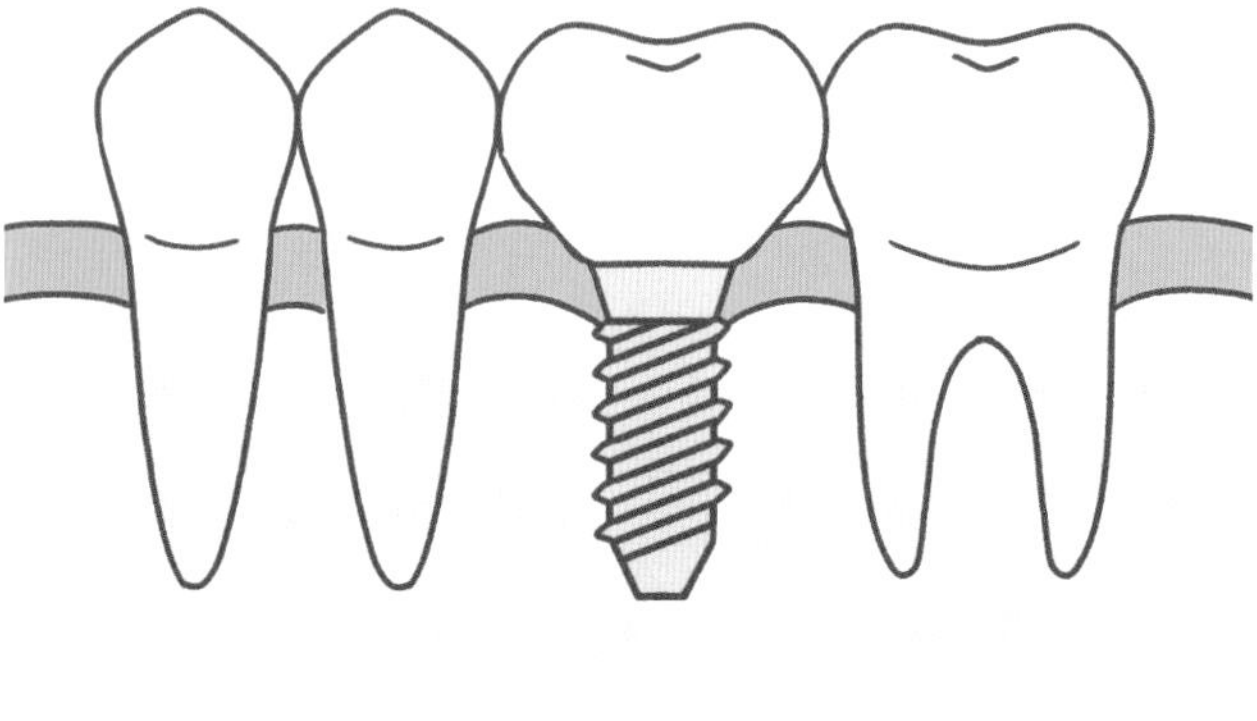

なにより一番のメリットは、**残っているほかの歯の寿命を短くしない**ことです。ブリッジや入れ歯は、抜けた部分の噛む力をほかの歯がカバーしていますが、インプラントは人工歯根を通して骨に噛む力がかかるため、通常の自分の歯と同じように支えることができます。

インプラントの**10年生存率（10年後も問題なく使用できている割合）は約90％**になっています。

金銭的負担が最大のネック

インプラントのデメリットは、**保険が適用にならない**ことです。かぶせ物の種類や骨の状態にもよりますが、相場として1本当たり35～50万円ほどかかることが多くなっています。治療期間は2～4か月程度です。

インプラントは、人工物を骨や歯ぐきに入れるので、定期的にケアをしないと歯ぐきに炎症が起きたり、骨が溶けて抜けやすくなったりします。自分でしっかりと歯磨きをすることはもちろんですが、治療後は歯科医院で定期的なメンテナンスが必須になります。

ただし、これはインプラントに限ったことではありません。自分の歯を長く残すためには共通して必要なことです。

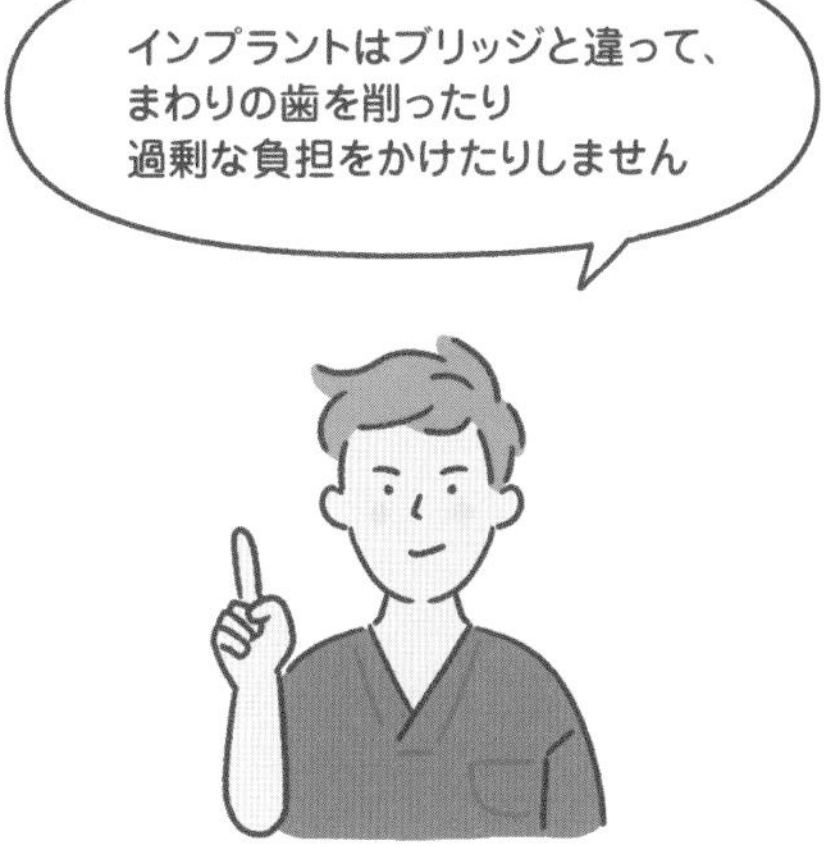
インプラントはブリッジと違って、
まわりの歯を削ったり
過剰な負担をかけたりしません

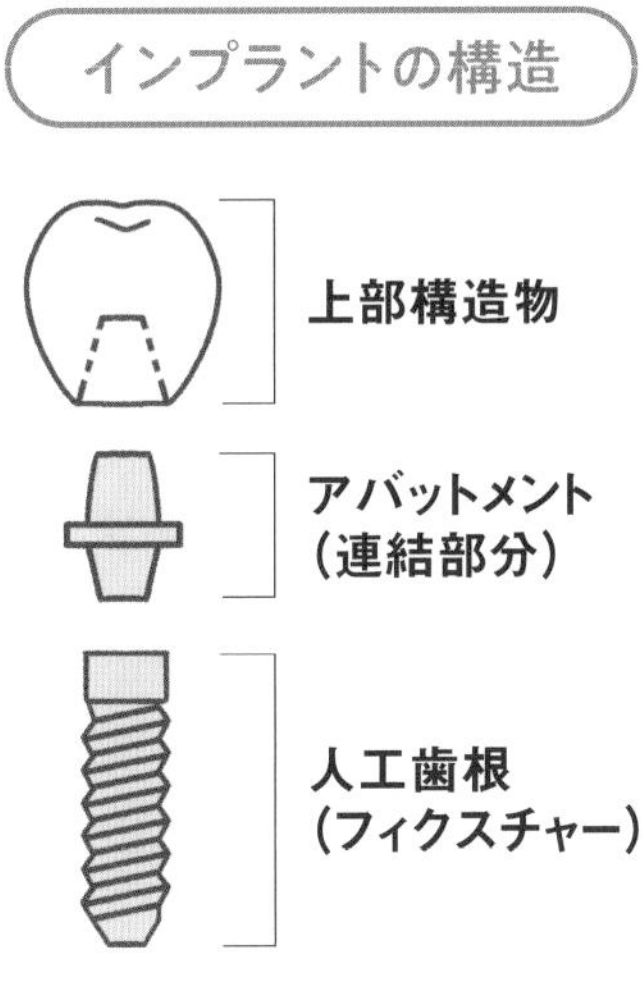

PART 2

25

歯を失って変わること① 食事や見た目

何歳になっても食事を楽しむために

歯（永久歯）は28本、親知らずを加えると32本あります。やむを得ず抜歯になり、歯の本数が減っていけば、食事の楽しみが失われるかもしれません。歯が減ると、その分、食べられるものが変わるからです。

日本人は、40代で1本目の歯が抜けて、以降は抜ける本数が増加していきます。「最近、歯がどんどん悪くなってきた……」と感じたときには、いままでと同じ食事が難しくなるかも知れません。

歯の本数が少なくなると、無意識にやわらかいものを食べることが多くなります。つまり、やわらかい炭水化物の食べ物が増えて、お肉などのタンパク質が減ります。栄養バランスが偏ると、肥満や生活習慣病にかかるリスクが高まっていきます。

70歳や80歳でも、自分の歯で何でもおいしく食べるた

おいしく食べるために必要な歯の本数

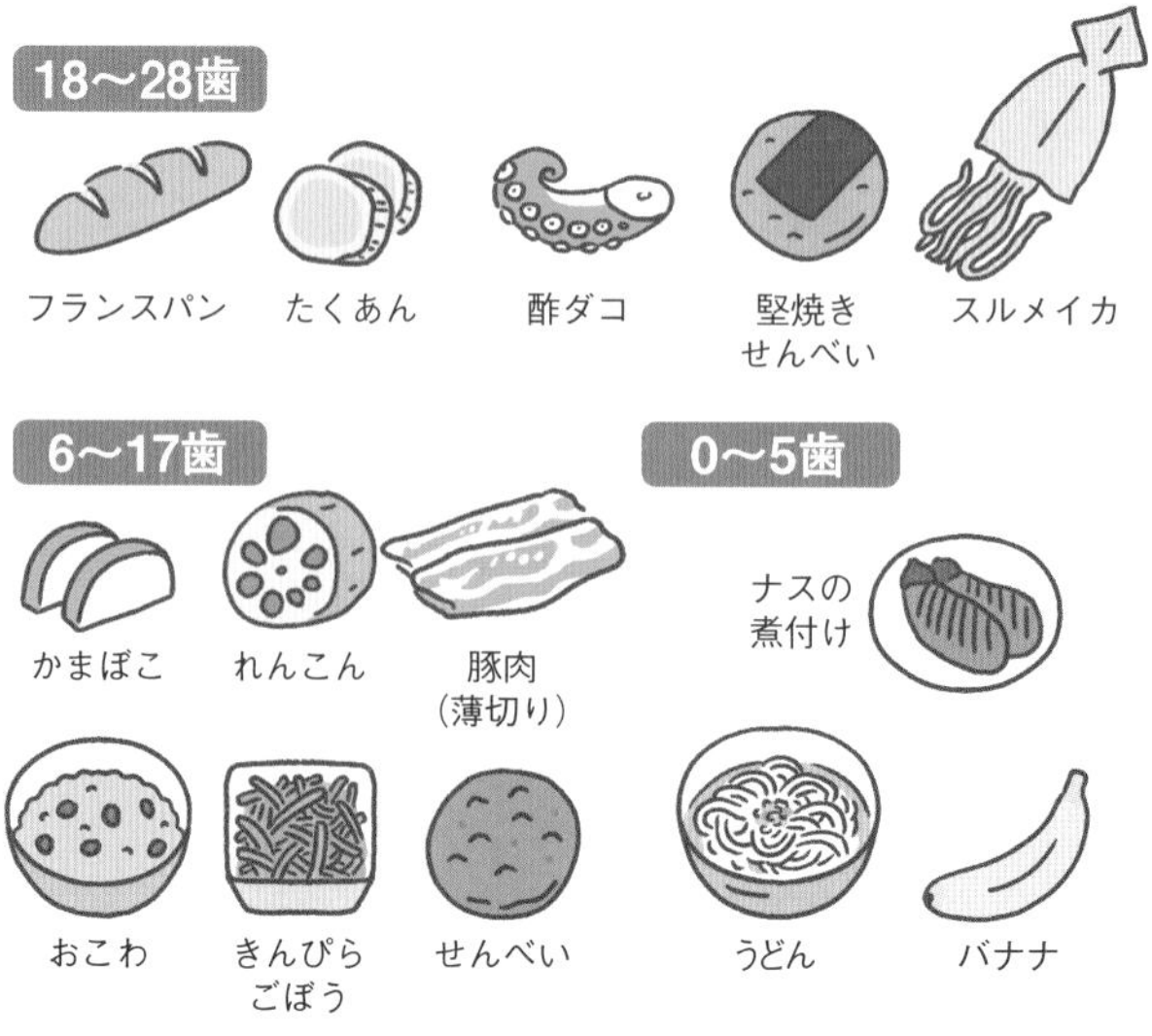

めには、最低でも20本以上の維持を目指してください。

老け顔など見た目にも影響

奥歯が何本か抜けると噛む力を支えきれず、少しずつ噛み合わせが変化します。具体的には、**噛む位置や口元の高さが低くなり、以前より潰れたような顔になります。**漫画などで入れ歯が外れた人の口元が大きく変わるシーンなどを想像していただけると、わかりやすいかも知れません。

奥歯の噛む位置が低くなることと連動して、前歯の負担が強くなります。前歯は強い力を支えられる構造ではないので、下の前歯が上の歯を押し出して出っ歯になる現象が起こります。前歯が出てくる状態は「フレアアウト」と呼ばれますが、名前が付くくらいよく起こることなのです。

ほかにも、歯ぐきが下がって歯と歯の間の隙間が目立ったり、歯が長く見えたりなど、見た目の影響は非常に大きく、治療をしても元には戻らないことがほとんどです。だからこそ、早めの対策が重要になります。

噛む位置が下がると潰れたような顔に

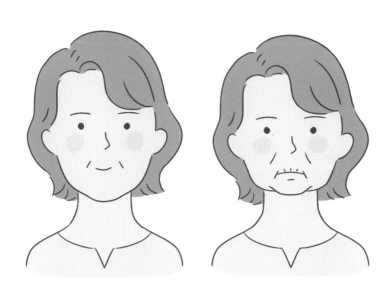

PART 2

26

歯を失って変わること② 病気のリスクと生活の質

噛む力の低下で認知症になる?

歯の下には「歯根膜」という組織があります。歯根膜は、噛む力を受け止めるクッションのような役割を果たしています。

ものを噛むと、約30ミクロン（0・03㎜）ほど歯根膜が沈み、それに伴いポンプ機能のように血液が脳に送り込まれます。噛むことで脳へ送り込まれる血液の量は1回当たり約3・5㎖と言われていて、これは市販のお弁当に付いているお醤油のミニパックと同じくらいの量です。

噛むたびに血液が脳へ運ばれ、脳が活性化されます。歯が抜けて噛む力が低下すると、脳へ運ばれる血液量が大幅に低下し、認知症を引き起こす確率が高まります。**20本以上歯が残っている人と、多くの歯を失っても入れ歯をしていない人を比べると、1・9倍も認知症リスクが高まる**というデータもあります。

歯の喪失は噛む力の低下につながり、結果として生活の質（QOL）の低下を招くのです。

歯の本数は人生の楽しみ方にも影響

誰でも「人生を幸せに生きたい」という気持ちがあると思います。こ

脳血流と歯の関係

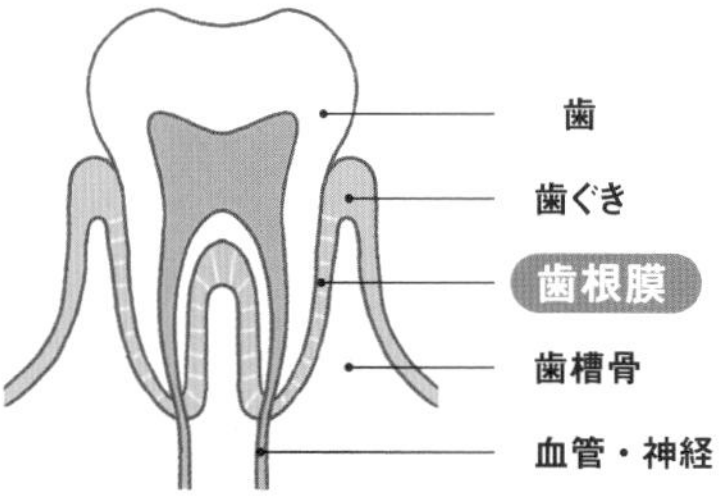

歯根膜は歯と骨の間でクッションの役割を果たす繊維性の組織

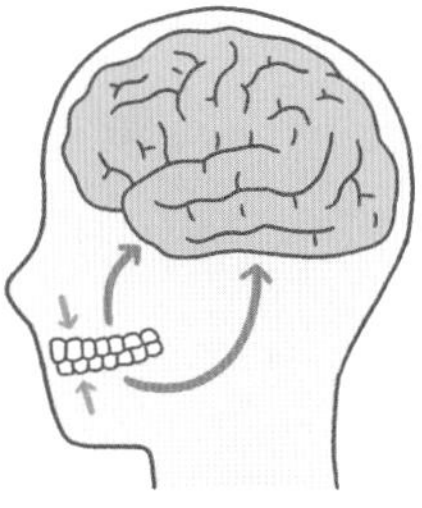

歯根膜がポンプの役割を果たして1回噛むたびに3.5㎖の血液が流れる

こで、静岡県歯科医師会が実施した歯の残存本数別の楽しみ方に関する調査結果を紹介します。

　この調査では、80歳の方に対して、「何をしているときが楽しいですか？」と質問しました。回答結果を８０２０達成者（80歳で20本以上自分の歯が残っている人）と８０２０非達成者に分けてみると、８０２０達成者は趣味や旅行、スポーツ・散歩、仕事、友人との話などを楽しんでいる割合が高く、とてもアクティブに活動されていることがわかりました。孫と過ごす時間に関しても、歯の本数が影響しています。

　一方、８０２０非達成者は家でテレビを見ることに楽しみを感じている人の割合が高く、他者とのかかわりが少ない傾向にあります。つまり、歯の残存本数は、人生の楽しみ方にも大きく影響するということです。

歯の残存本数別の楽しみ方

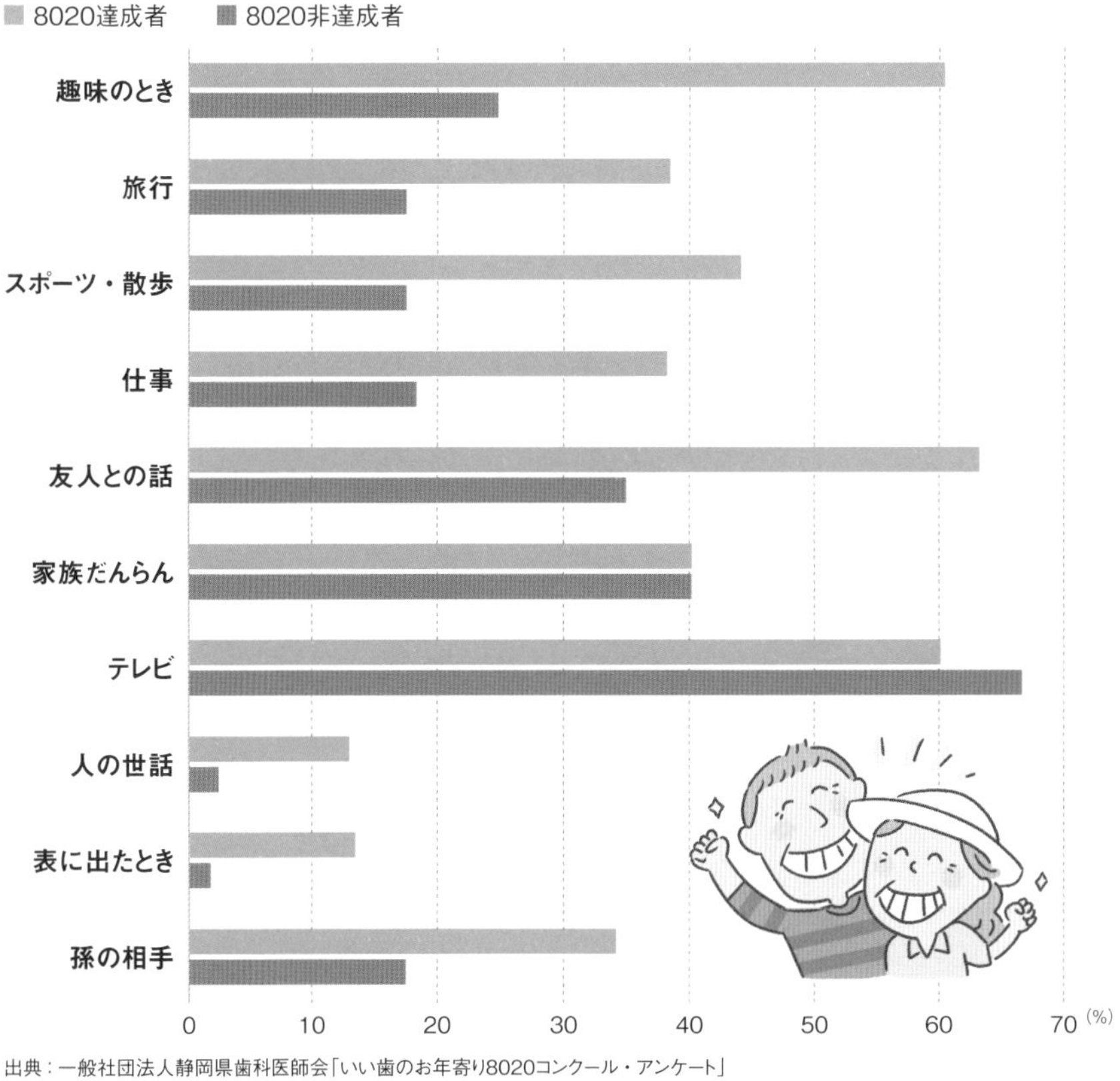

出典：一般社団法人静岡県歯科医師会「いい歯のお年寄り8020コンクール・アンケート」

PART 2

27

お金をかけても受けたほうがいい自由診療はある？

歯の寿命をのばす会が実施したアンケート調査「歯医者さん300人に聞いた歯の常識」で「治療費をかけても受けたほうがいい自由診療はありますか？」と質問したところ、1位「虫歯治療」、2位「歯列矯正」、3位「インプラント治療」という結果になりました。歯科医師がそれぞれの自由診療を選んだ理由を紹介します。

「虫歯治療」を選んだ理由

虫歯治療は、虫歯を削ったあと、削った部分に詰め物やかぶせ物をします。保険診療では銀やプラスチックの素材を使いますが、自由診療ではセラミックやジルコニアなどを使います。

大きな違いは、素材の劣化しにくさや強度、接着の仕方です。材質の劣化が少ない素材は虫歯の再発リスクが低減します。

「虫歯治療」を選んだ先生方の理由としては、「かぶせ物は汚れがつきにくく、劣化や変形もしにくい材質にしたほうが虫歯の再発予防につながる」「虫歯治療は長持ちする材料を使ったほうが歯の寿命は延びる」「噛めるとか見える見えないだけでなく、再治療の確率が低くなるものを選ぶべき」といった声が寄せられました。

「歯列矯正」を選んだ理由

日本では、一部の疾患を除き、歯列矯正は自由診療になっています。

「歯列矯正」を選んだ先生方の理由としては、「**歯並びが悪いと、毎日の歯磨きで歯をキレイにするのが難しく、虫歯や歯周病のリスクが高まる。**噛んだときに歯にかかる力も正しく分散できない」「ある統計調査で、開《かい》咬《こう》・反対咬合《こうごう》の人で8020達成者は一人もいなかった」「歯並びは歯を失う原因すべてにかかわってくるため、歯列矯正は一番の予防歯科」「歯並びが悪いと、一部の歯に噛む負担が大きくなり抜歯が早くなる」

といった声が寄せられました。

「インプラント治療」を選んだ理由

インプラント治療は、歯を失ったときの治療法のひとつです。世界中で普及しており、10年後の治療成績が非常によい治療です。

「インプラント治療」を選んだ先生方の理由としては、「まわりの歯を削らずに、抜けた部分に新たな歯をつくれる」「**噛む力の支えを増やすことになるので、歯を壊す過大な力を分散できる**」「入れ歯と比べて、生活の質が格段に上がる」といった声が寄せられました。

歯科医師は審美目的の自由診療より、患者さんの歯を長く残すことを大切にしています。先生方の選んだ理由を見ると、その価値観が現れています。

歯医者さん300人に聞いた歯の常識③ 治療費をかけても受けたほうがいい自由診療はありますか?

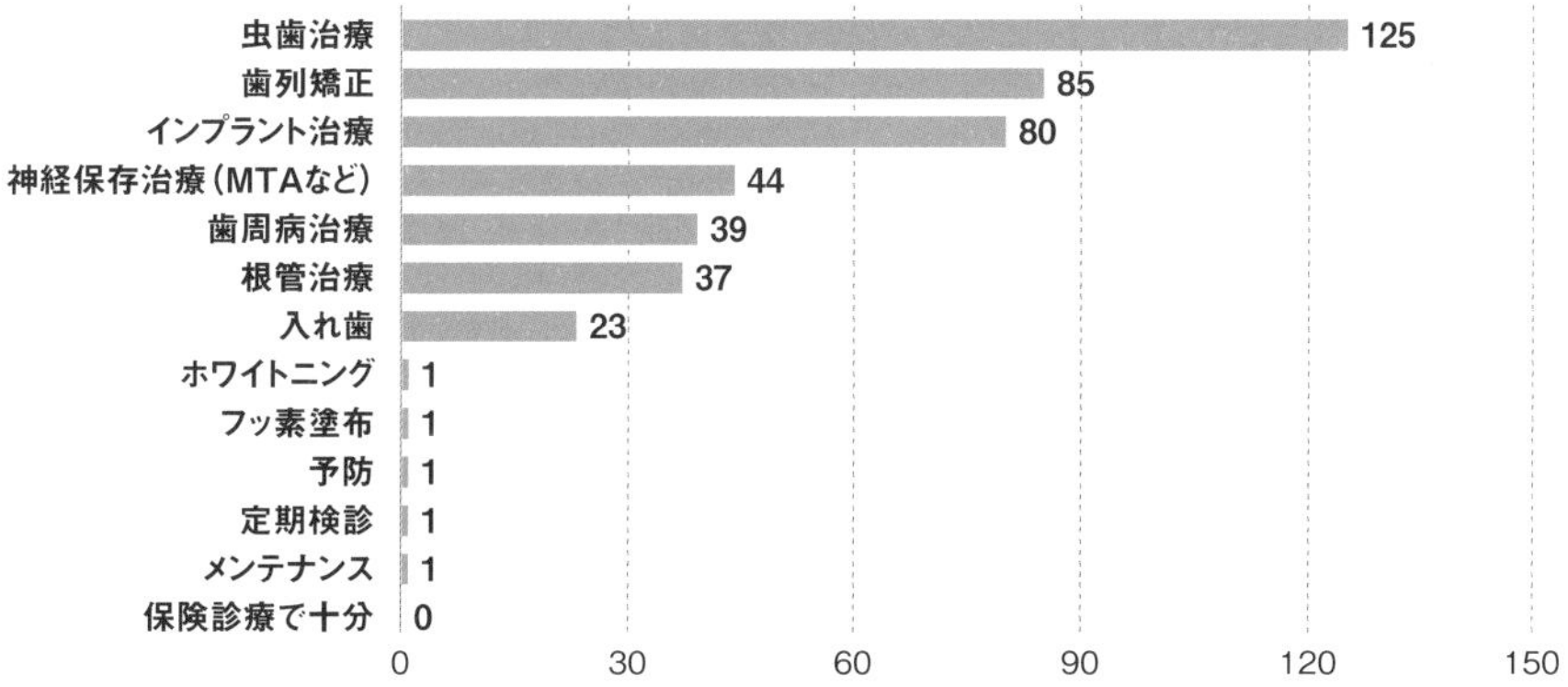

出典：一般社団法人歯の寿命をのばす会「歯医者さん300人に聞いた歯の常識」アンケート調査結果　※複数回答（上位3つを選択）

代表的な歯並びの乱れ

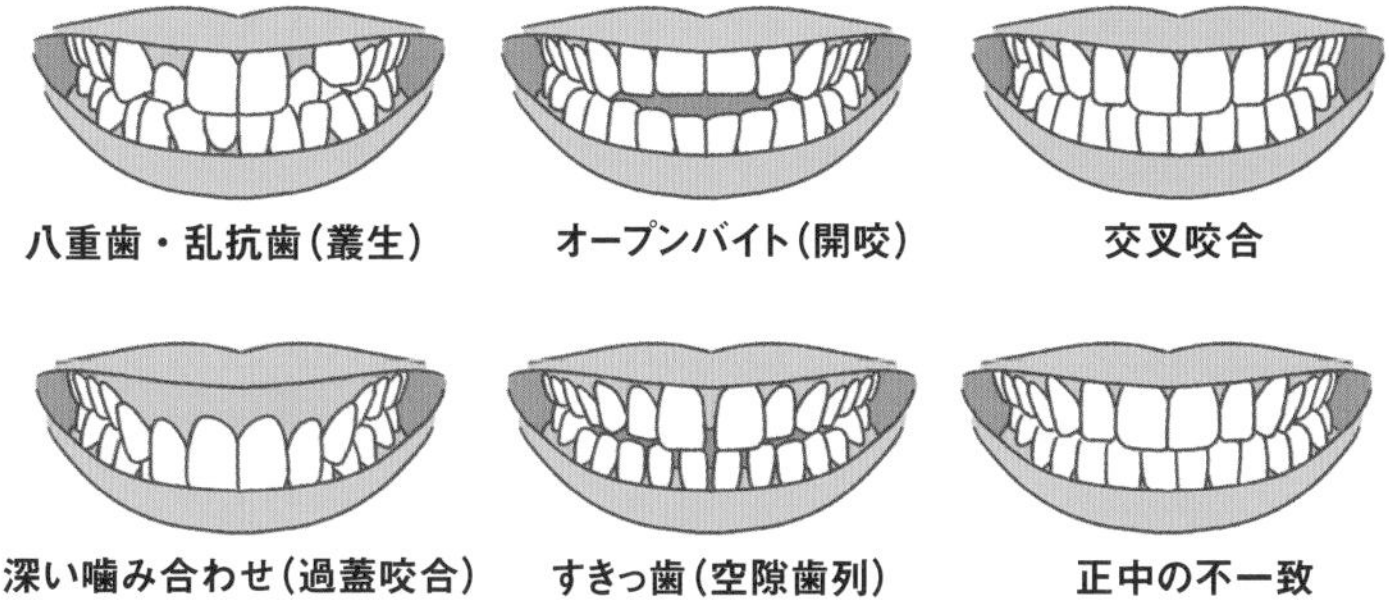

八重歯・乱抗歯（叢生）　オープンバイト（開咬）　交叉咬合

深い噛み合わせ（過蓋咬合）　すきっ歯（空隙歯列）　正中の不一致

PART 2

28

メンテナンス意識を高めて再発を防ぐ

再発をどのように遅らせるか

虫歯や歯周病の治療が終了したら、ほっとひと安心すると思います。ただ、歯を長く残せるかどうかの分岐点は〝治療したあと〟だと知ってほしいのです。**治療した歯は、数年後に再び虫歯や歯周病になります。そして、治療と再発を繰り返すことで、抜歯までが早くなります。**

虫歯になると、治療をして詰め物やかぶせ物をしますが、材質の劣化や変形で隙間ができて、そこから再度虫歯になります。1度治療した歯が再び虫歯になることは非常に多く、これを「二次虫歯」と呼びます。

歯周病も同様です。日々の歯磨きですべてキレイにすることはできず、毎日同じ部分に磨き残しがあり、そこから歯周病が再発するのです。そして、再発するたびに、歯を支えている骨が溶けて結局、抜歯が早くなるのです。

つまり、**治療後に大切なのは、再発をできるだけ遅らせることな**のです。治療して終わりなのか、治療後に再発を減らす行動をするのかが、大きな分岐点になります。

将来の自分の歯を考えてほしい

あなたは歯の治療後、定期的にメンテナンスを受けていますか。もし、受けていない方はいまからでも遅くはありません。歯科医院でメンテナンスしてもらうことで、将来的に残せる歯の本数が大きく変わります。

歯の寿命をのばす会が実施したアンケート調査「歯医者さん300人に聞いた歯の常識」で「歯の寿命を延ばすために患者さんに知ってほしいことは何ですか?」と質問したところ、最も多い回答は「メンテナンスが非常に重要なこと」でした。その理由としては、「痛みがなくなると安心してしまい、虫歯や歯周病の再発で歯を失う人が多い」「虫歯だけでなく、歯周病や歯ぎしりが歯を壊していくのを目の当たりにしているから」「虫歯も歯周病も口の細菌を定期的に減らさないといまの状態を維持できない」といった声が寄せられています。

歯科医師の思いが患者さんに届き、歯を失って後悔する人が一人でも減ってほしいと願っています。

病気の再発を防ぐために メンテナンスで行うこと

❶虫歯や歯周病などのチェック
自分では気づかない問題を早期に発見します。噛み合わせなども診査します。

❷歯垢や歯石の除去(クリーニング)
一般的に、歯磨きをしても20〜50%は磨き残しがあります。歯垢や歯石を専門機器でしっかり除去します。

❸フッ素の塗布
虫歯予防に効果的なのがフッ素の塗布です。歯科専用の高濃度フッ素を使用します。

歯医者さん300人に聞いた歯の常識④ 歯の寿命を延ばすために患者さんに知ってほしいことは何ですか?

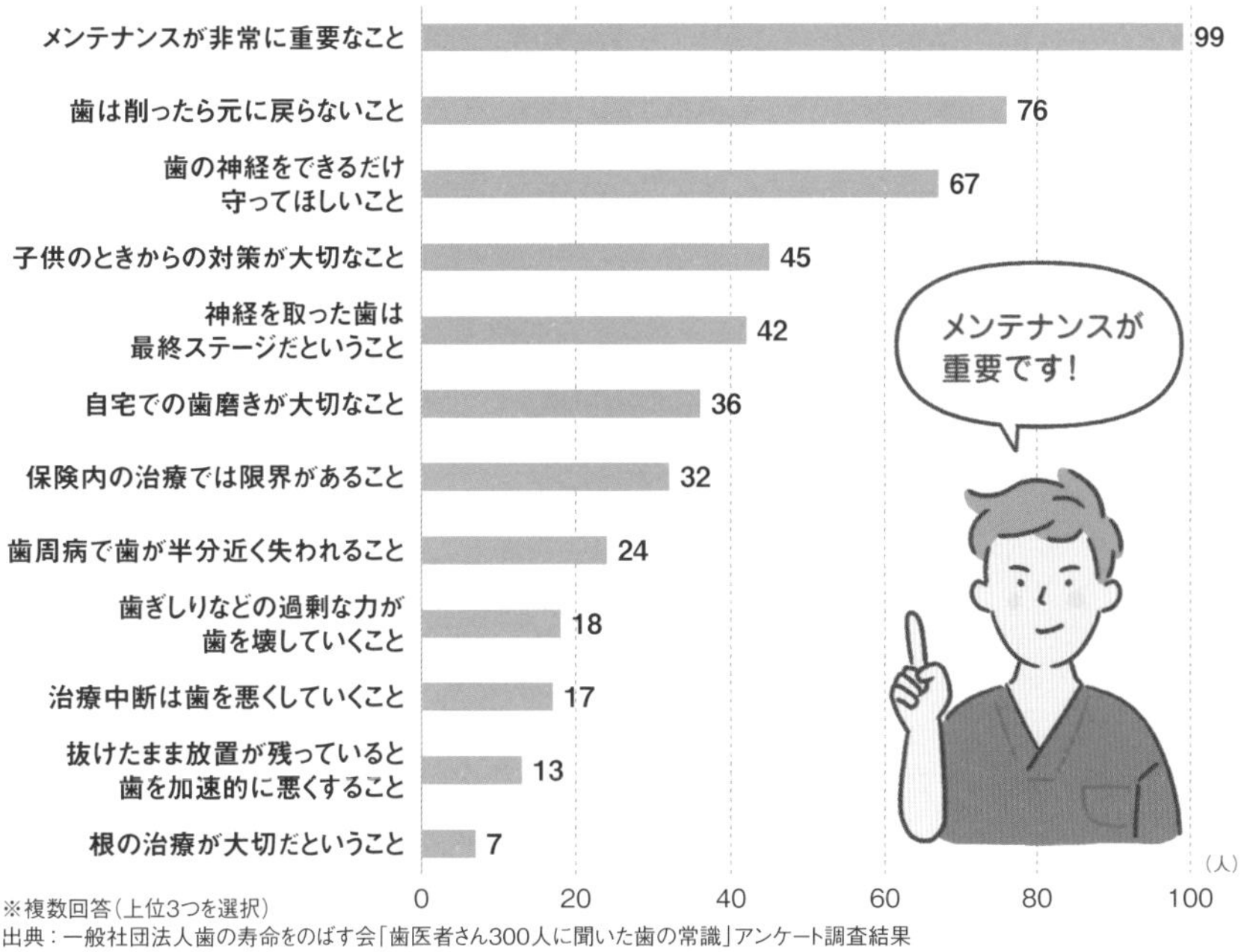

※複数回答(上位3つを選択)
出典:一般社団法人歯の寿命をのばす会「歯医者さん300人に聞いた歯の常識」アンケート調査結果

PART 3

10年後に差がつく歯を守る習慣と壊す習慣

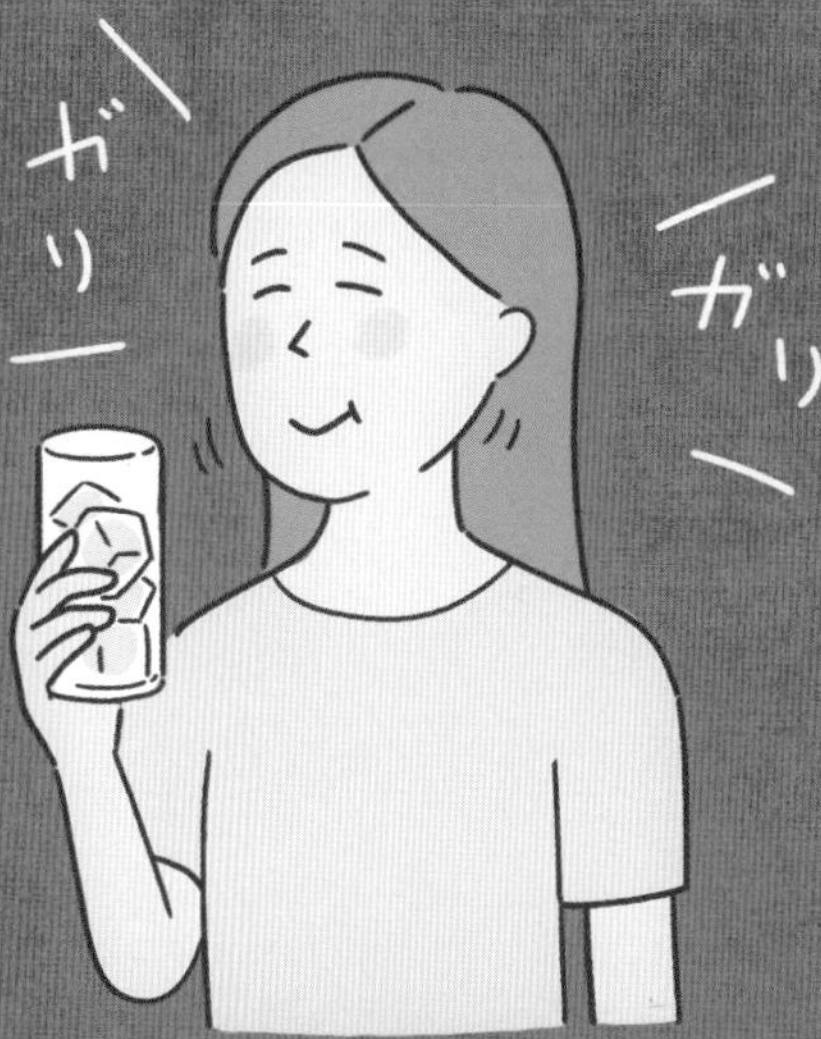

PART 3
29
やめたほうがいい歯を壊す習慣

歯は噛むたびにダメージを受けている

1日の食事で噛む回数は、合計で約1800回もあります。その際、男性は60kg、女性は40kg程度の力がかかっています。歯を支える歯根膜がクッションのような役目を果たし、ある程度は力を緩和して歯を守ってくれていますが、歯は食事をするたびに着実にダメージを受けているのです。

もちろん、生きるために食事は不可欠です。しかし、**無意識の習慣やクセによって、本来は必要のないダメージを歯に与えていることがあります。**ご自身の習慣やクセを1度振り返ってみてください。

こんな習慣があったら要注意

歯の寿命をのばす会が実施したアンケート調査「歯医者さん300人に聞いた歯の常識」で「歯の寿命を短くする習慣はどれですか?」と質問したところ、「就寝前の歯磨きをしない」「砂糖入りの食べ物・飲み物をよくとる」「間食が多い」「歯ぎしり」「喫煙」が上位にきました。その理由としては、「間食が多いと歯のまわりの歯垢がいつも酸性になって虫歯になりやすい」「歯ぎしりで歯に過剰な負担がかかっている」「喫煙は歯周病を悪化させる」といった声が寄せられています。

氷やナッツなどかたいものを噛むことは、歯に過剰な負担をかけます。また、スルメやフランスパンなどを食べるときは上下だけでなく、横に引っ張って噛み切ろうとします。**歯は上下より左右にかかる力に弱く、特に神経を取って金属の心棒が入っている歯(差し歯など)は根が折れやすいので注意が必要です。**神経を取っている歯が多かったり、歯周病が進んでいる人はかたく歯ごたえがある食べ物は小さく切るなど工夫しましょう。

ゴルフや筋力トレーニングなど運動時の食いしばり、

就寝中の歯ぎしりは、無意識のうちに想像以上に強い力がかかっています。そんなときは歯を守るためにマウスピースなどを使用して負担を軽減させてください。

　治療をして問題なく何でも噛めていると思っていても、歯の状態は若い頃より悪くなっている人がほとんどです。歯を壊す習慣をできるだけ減らしましょう。

氷を食べるクセがある人は要注意

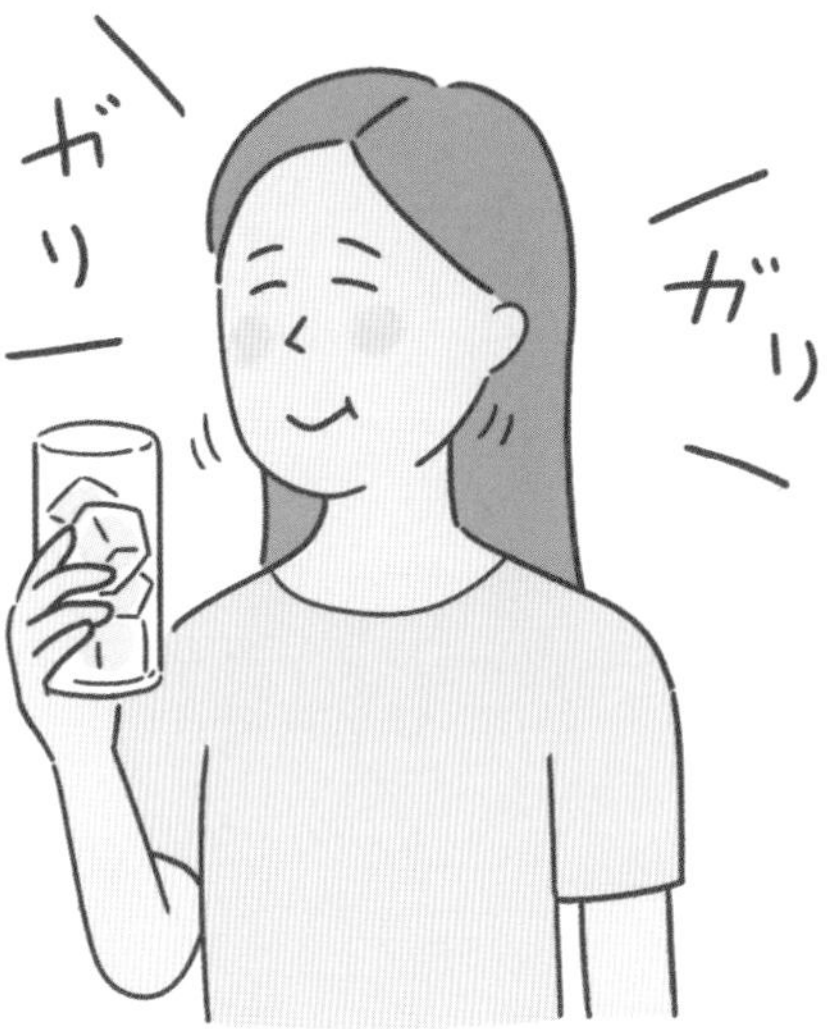

歯医者さん300人に聞いた歯の常識⑤ 歯の寿命を短くする習慣はどれですか?

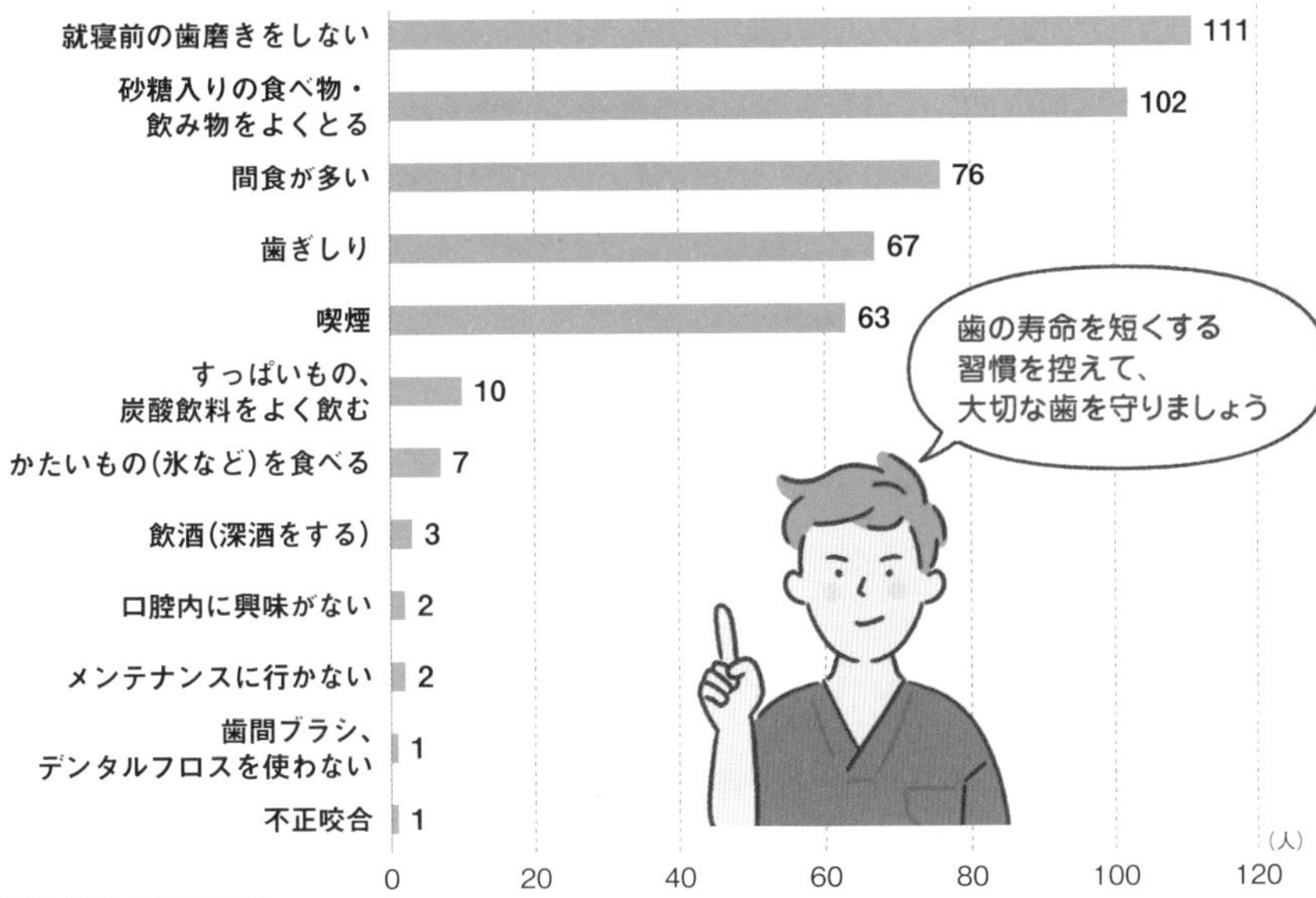

※複数回答(上位3つを選択)
出典：一般社団法人歯の寿命をのばす会「歯医者さん300人に聞いた歯の常識」アンケート調査結果

PART 3

30

歯ぎしりが歯を壊していく

歯ぎしりをしている人は意外と多い？

「歯ぎしりをしていますか？」と聞かれても、ほとんどの人は「していません」「家族にも指摘されたことがありません」と答えます。しかし、自分では気づいていないだけのケースも多いのです。

実際に患者さんの歯を診ると、歯が削れた痕があり、歯にダメージがかかっている人が少なくありません。後述しますが、歯ぎしりは抜歯に導く悪影響があるので、まずはセルフチェックで確認してみましょう。

歯ぎしりは歯科の専門用語で「ブラキシズム」と呼びます。ブラキシズムには、「グラインディング」「クレンチング」「タッピング」の3種類があります。

このうち、**最も歯を壊す危険性が高いのはクレンチング、いわゆる「噛みしめ」です**。音がしないことから気づきにくく、寝ているときだけでなく、起きた状態で無意識に噛みしめている人もいます。

ブラキシズムから歯を守るには？

ブラキシズムを放置すると、歯と歯が擦れ合い、エナメル質が削れて、その下にある象牙質がむき出しになります。その結果、歯がしみる、歯に亀裂が入る、かぶせ物が取れるなどの症状が出ます。

一番怖いのは神経を取った歯が多い人です。ただでさえ弱くなっている歯に過剰な力がかかると突然、歯の根が折れてしまいます。**ブラキシズムは無意識でしてしまうことから制御が効かず、通常の2～5倍も噛む力がかかります**。

予防法としては、歯科用マウスピースがあります。歯にマウスピースをかぶせて歯を守りながら、圧力を分散して歯の負担を減らします。**マウスピースは歯科医院に相談すると、保険適用で作成してもらえます。**

また、ボトックス注射で「咬筋《こうきん》」という筋肉の活動を低下させて、強く噛みしめにくくする方法もあります。副次的効果としてあご（エラ）がシャープになったりします。こちらは自由診療になります。

歯ぎしりセルフチェック

- [ ] 舌の横が歯形で凸凹している
- [ ] 上あごの真ん中や下あごの内側に、出っ張ったかたい隆起がある
- [ ] 頬の内側に横線がついている
- [ ] 朝起きるとこめかみが痛い・違和感がある
- [ ] 詰め物・かぶせ物がよく外れる
- [ ] 歯の根元（歯ぐき付近）が削れている
- [ ] 以前よりもエラが張ってきた感じがする

ひとつでもチェックが付いた人は歯ぎしりをしている可能性があります

ブラキシズムの種類

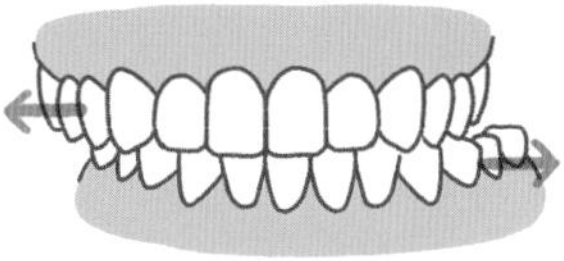

グラインディング

上下の歯を無意識で左右に擦り合わせている

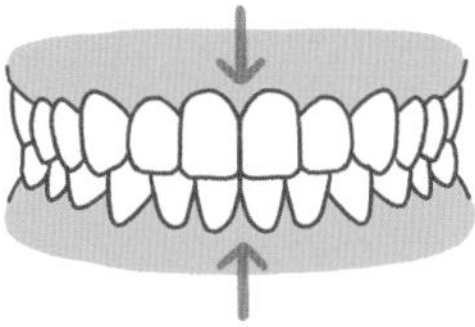

クレンチング

上下の歯を強く食いしばっている。「噛みしめ」とも呼ばれ、音がしないので気づきにくい

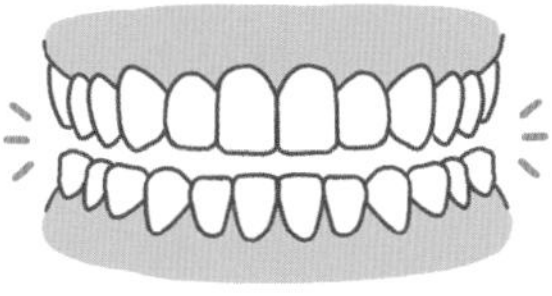

タッピング

上下の歯をカチカチと何度も合わせている

歯科用マウスピース

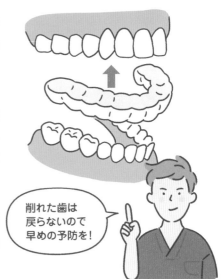

PART 3

31

虫歯の原因をたくさん集めていませんか？

虫歯になる原因とメカニズム

歯は虫歯になって神経を取ると寿命が短くなります。そのため、虫歯にならないことは歯を長持ちさせることにつながります。

虫歯の原因で、最初に思い浮かぶのは砂糖ではないでしょうか。子供の頃、「甘い物ばかり食べていると虫歯になるよ」と言われたことがあると思います。

ただ、実際は「糖質（特に砂糖）」「細菌」「時間」「歯の質」の4つの原因が絡み合って虫歯が発生します。では、どのようなメカニズムで虫歯になるのでしょうか。

歯の表面には虫歯菌が付着しています。虫歯菌は食べ物に含まれる砂糖（ショ糖）を「ブドウ糖」と「果糖」に分解します。虫歯の原因となる糖には砂糖（ショ糖）だけでなく、フルーツなどに含まれる果糖もありますが、砂糖に比べると果糖のほうが虫歯のリスクは少し下がります。

虫歯菌はブドウ糖から「グルカン」という物質をつくります。グルカンはとてもネバネバしているため、虫歯菌やほかの細菌が付着して、時間の経過とともにどんどん増殖します。増殖によってできた細菌の集合体が「歯垢（プラーク）」です。

プラーク内に棲み着いた虫歯菌は糖を取り込んで、排泄物として「酸」を出します。プラーク内は唾液による中和作用が起こりにくく、酸が長く留まっています。やがて酸によって歯のエナメル質の97％を占めるハイドロキシアパタイトが溶けます。歯が虫歯菌の出す酸で溶けた現象が虫歯（専門用語で「う蝕」）なのです。

また、**歯の質には個人差があり、歯のかたさや唾液の力の違いによって、虫歯になりやすい人がいます。**

虫歯菌に何度も栄養を与えない

虫歯を防ぐには、虫歯の原因となる砂糖を1日に何度もとらないことです。虫歯の原因となる砂糖が長時間お口の中にあると、虫歯菌が酸を出し続けます。ダラダラ食いや間食がよくない理由はそのためです。

そして、**砂糖の入った食べ物・飲み物をとったあとは歯磨きをして、奥歯や歯と歯の間のプラークをしっかりと除去しましょう。**

プラークが少ない状態では、虫歯菌の排泄物である酸も少なくなり、唾液で中和されやすくなったり虫歯の発生率が減少します。

虫歯になる4つの原因

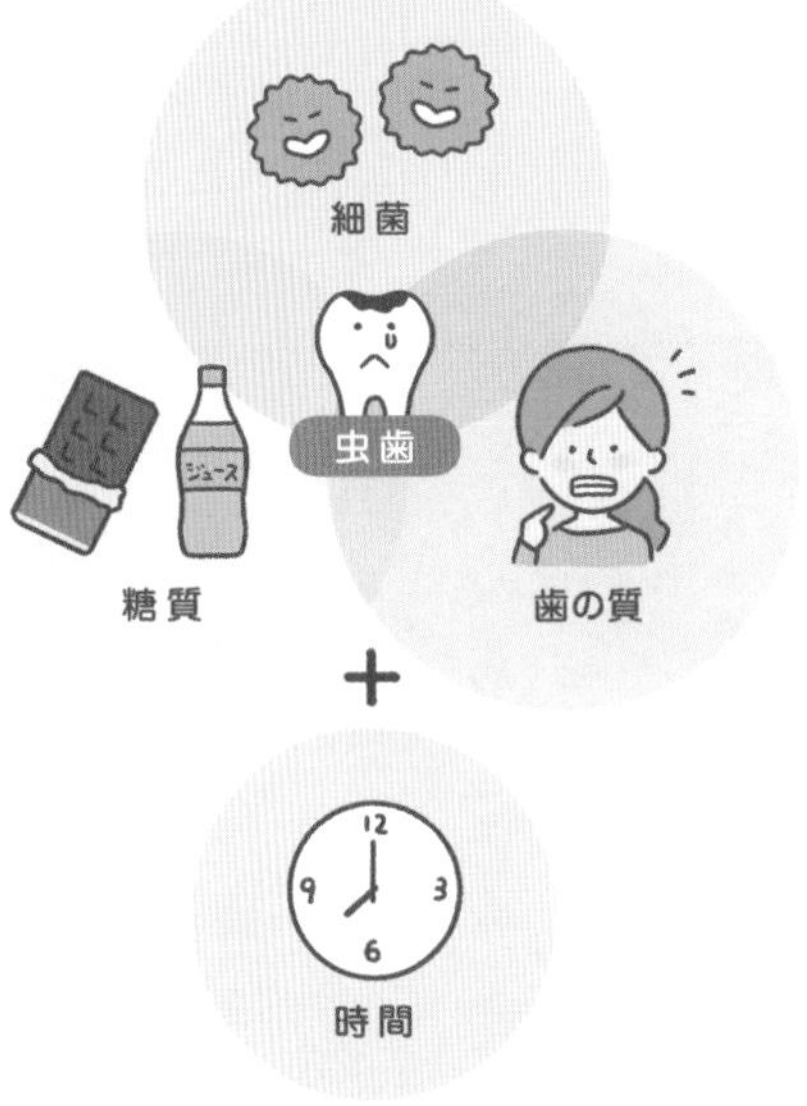

虫歯ができるメカニズム

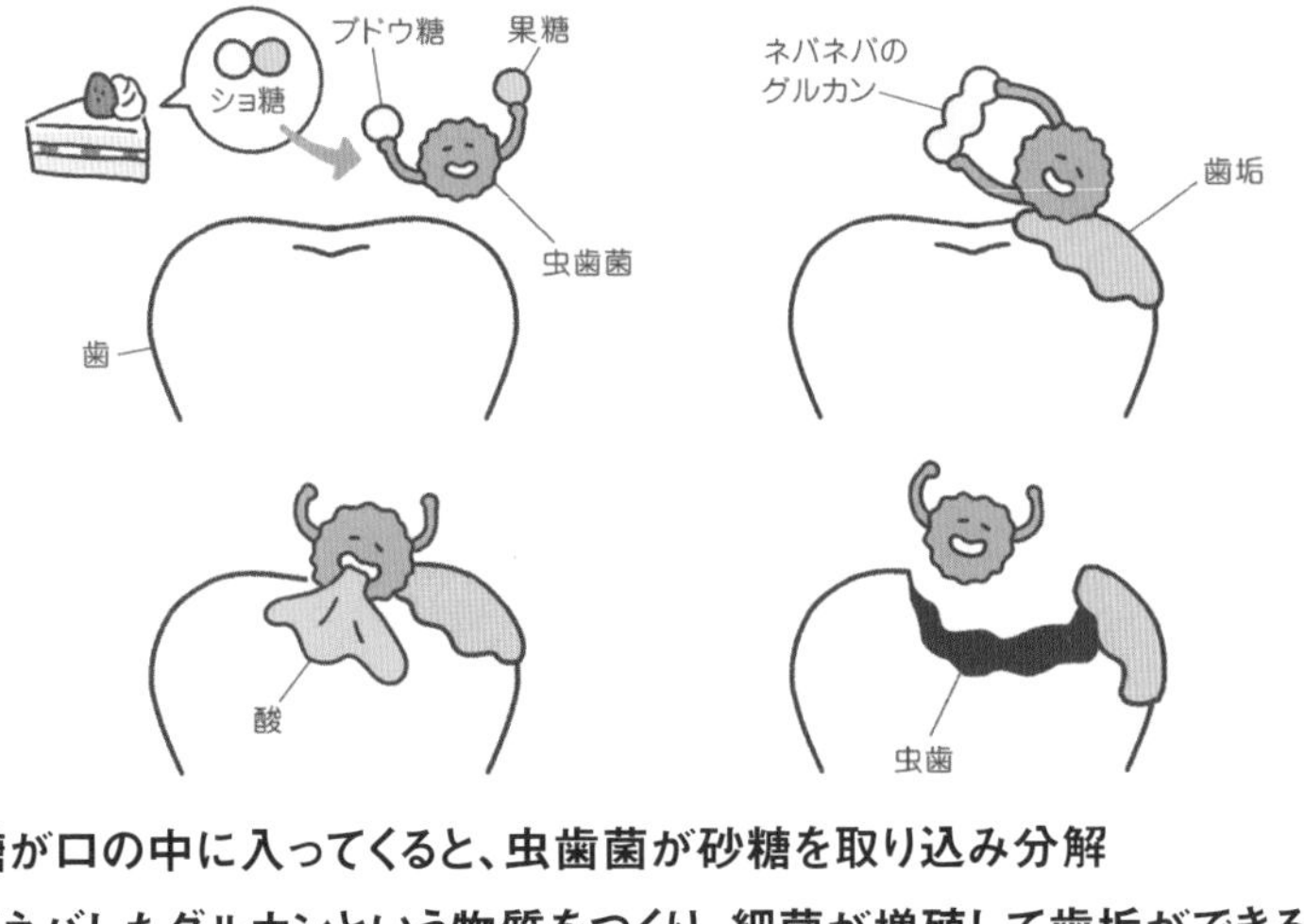

❶砂糖が口の中に入ってくると、虫歯菌が砂糖を取り込み分解
❷ネバネバしたグルカンという物質をつくり、細菌が増殖して歯垢ができる
❸プラーク内の虫歯菌が砂糖から酸をつくり出す
❹酸が歯の表面を溶かして虫歯となる

PART 3

32

細菌は寝ている間に急増する

プラークは約2週間で歯石に

毎日の歯磨きでは何を取っているのでしょうか。食べカスと思われるかもしれませんが、それ以上に重要なものがあります。それは「歯垢（プラーク）」です。プラークはうがいで取り除くことができません。

プラーク内には虫歯菌や歯周病菌など数億の菌が存在していて、数時間でどんどん増殖していきます。そして、菌が出す酸や毒素で虫歯や歯ぐきに炎症が起こります。

歯周病治療を受けたあと、1週間程度で再び歯ぐきが腫れたり、出血したりするのは、毎日の歯磨きでしっかりプラークが除去できていないためです。

きちんと歯磨きができていないと、プラークが成長していきます。成長したプラークは「バイオフィルム」とも呼ばれます。たとえ、**完全にプラークを除去できたとしても、数分後には歯の表面に菌が付着して、食後8時間で増え始めます。そして、24時間後にはプラークを形成します。**

歯石は、プラークに唾液中のカルシウムが結合して石灰化したものです。プラークができてから2日後には石灰化が始まり、約2週間で歯石となります。

一番大切な歯磨きのタイミングは？

歯の寿命をのばす会が実施したアンケート調査「歯医者さん300人に聞いた歯の常識」で「歯磨きで重要なタイミングはいつですか？」と質問したところ、「就寝前」が圧倒的な1位でした。2位の「起床後」とは2倍の差がついています。その理由としては、「就寝中は唾液の分泌量が減少し、細菌が繁殖しやすい」「朝はエチケット、夜は虫歯と歯周病予防」といった声が寄せられています。

口の中の細菌は夜眠っている間に最も増えます。寝ているときは唾液の分泌量が減り、飲み物もとらないため、細菌が増殖しやすい環境になっているからです。

就寝前の歯磨きが不十分だと寝ている間に細菌が増殖し、起床時の細菌数は夕食後の30倍にもなります。特に口呼吸の方は寝ている間に口の中が乾きやすいため、就寝前はしっかりと歯を磨くようにしましょう。

歯医者さん300人に聞いた歯の常識⑥ 歯磨きで重要なタイミングはいつですか?

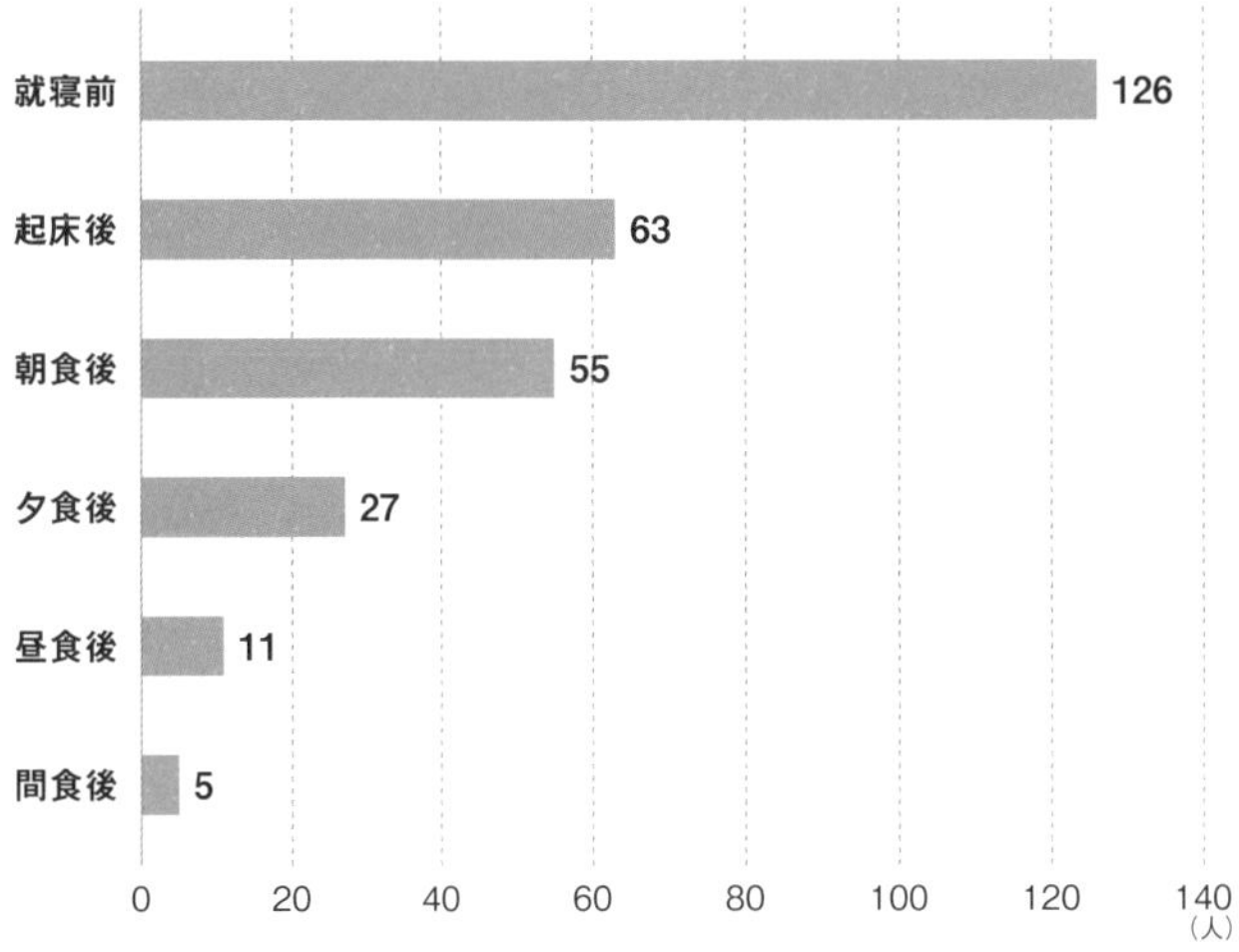

※複数回答(上位3つを選択)
出典:一般社団法人歯の寿命をのばす会「歯医者さん300人に聞いた歯の常識」アンケート調査結果

口の中の細菌は就寝中に最も増える

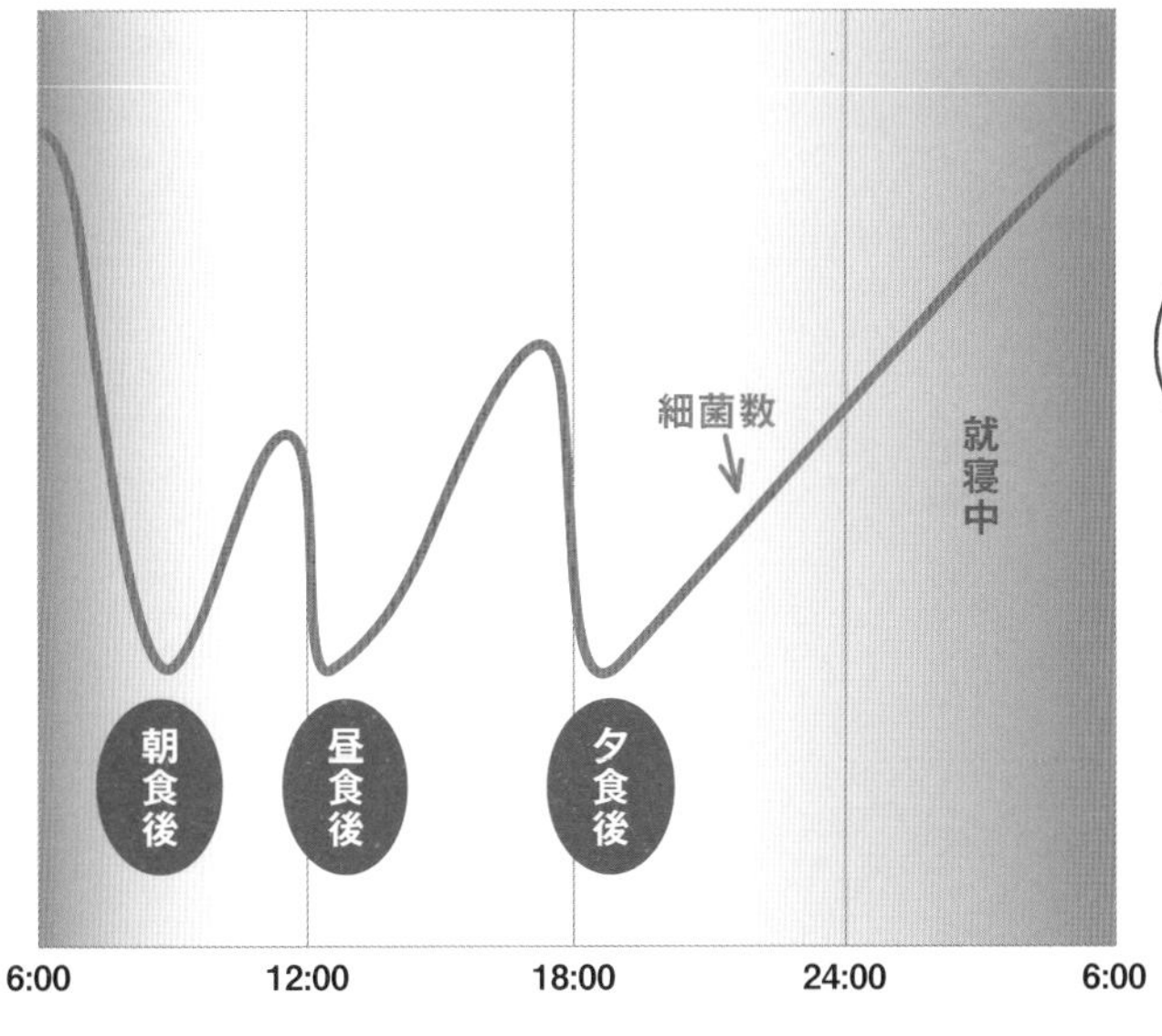

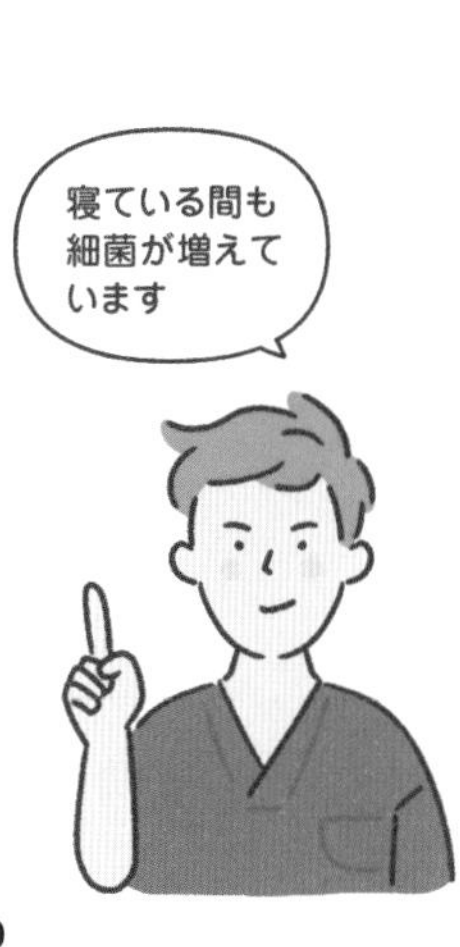

PART 3

33

歯が抜けたままはリスク大

抜けた歯の両隣が倒れてくる

やむを得ず歯を抜いた場合、「口の奥だから見えないし、噛めるから大丈夫」と、治療をしない人が少なくありません。しかし、**歯は1本でも抜けたままにしておくと、気づかないうちにバランスが崩れていきます。**

歯を抜けたまま放置しておくと、抜けた歯の両隣が徐々に抜けた部分のスペースを埋めるように傾きます。抜けたままの歯がある人は、抜けた部分のひとつ隣の歯とさらにその隣の歯の間にデンタルフロスを入れてみてください。ほかの部分より隙間が開いていませんか。

その状態では食べ物が挟まり、虫歯や歯周病になりやすいです。そのまま放置すると、どんどん歯が倒れて、噛み合わせも悪くなり、食べにくくなっていきます。

傾いた歯を元に戻すためには、歯列矯正をしたり、歯を大きく削ってかぶせ物をする治療が必要です。治療の時間やお金が余計にかかりますし、歯は大きく削ると寿命が縮みます。

下が抜けると上の歯は伸びやすい

歯は噛むことで前後だけでなく、上下でもバランスを保っています。対となる歯の一方が抜けたままだと、もう一方の歯が徐々に伸びてきます。**特に下の歯がない場合は、重力の影響で上の歯が伸びやすくなります。**

「伸びる」と書きましたが、実際には歯が伸びるわけではなく、歯ぐきの中の根の部分が出てきて、長くなったように見えるのです。

伸びてきた歯を適正な形に戻すには、多くの場合、伸びた歯を大きく削って適正なサイズのかぶせ物をします。当然、これも歯の寿命が一気に縮みます。

長期間放置で治療の選択肢が減る

歯が抜けたままの状態が長く続いたために、治療の選択肢が減るケースもあります。歯を支えている歯槽骨は噛む力が加わることで新陳代謝を適切に行っていますが、噛む力が加わらなくなるとどんどんやせていきます。そのため、抜けた部分をインプラントにしたいと考えている人は早めに決断して治療を受けてください。**歯槽骨がやせるとインプラントができない、または歯槽骨を増やす治療が必要になり、追加で費用や時間がかかります。**

抜けた歯を放置している人は、「どうせ治療するなら、もっと早くやっておけばよかった」と後悔しないためにも、早めにかかりつけの歯科医院に相談してください。

◆ 歯を抜けたまま放置すると起こること

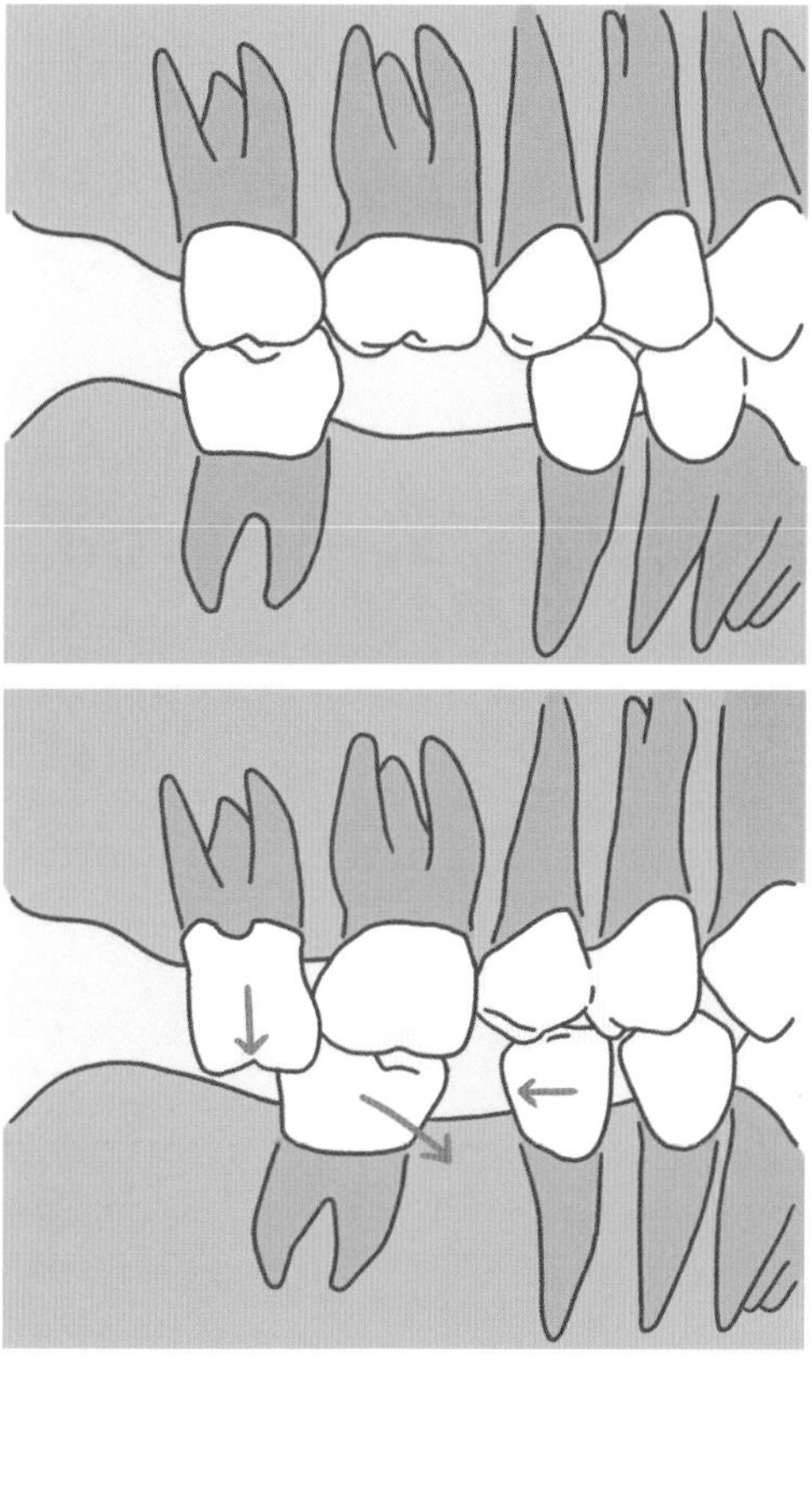

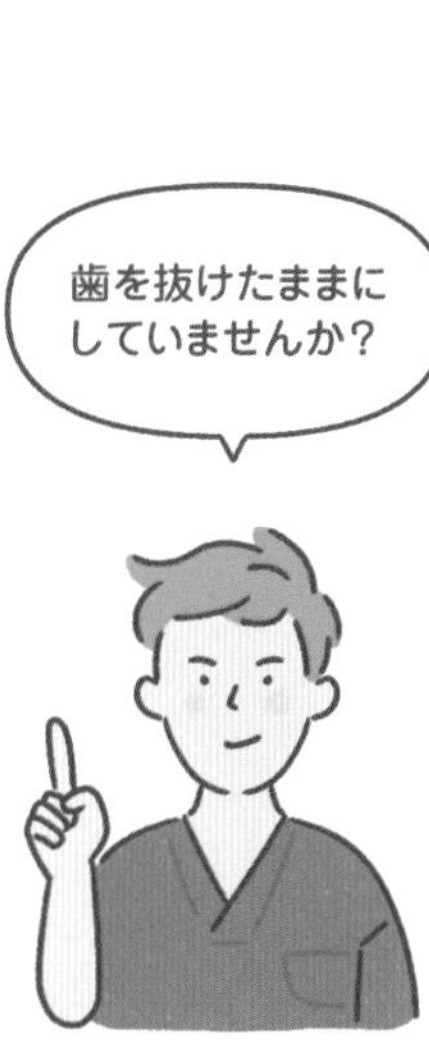
歯を抜けたままにしていませんか？

1 **抜けた歯の両隣が倒れてくる**

2 **対となる歯が伸びてくる**

3 **長期間放置で治療の選択肢が減る**

PART 3

34

歯ぐきにできたおできを放置してはいけない

放置すると悪化する

歯ぐきにできるおできのことを「フィステル」と言います。「サイナストラクト」「瘻孔《ろうこう》」とも呼ばれます。その正体は「膿の出口」です。歯の根っこ（歯根）付近の歯ぐきにできます。

口内炎と違い、基本的に痛みはありません。口内炎はほとんどの場合、1週間程度で自然に治りますが、**フィステルは自然に治ることはなく、放置すると内部に膿が溜まり、どんどん悪化します。**

フィステルができる原因

フィステルは、歯の神経が死んで歯の根っこの先端で細菌が繁殖し、膿が溜まることでできます。神経まで到達するような虫歯や、歯の神経を痛めるような外傷が加わったときは注意が必要です。

歯ぐきにできたおでき「フィステル」

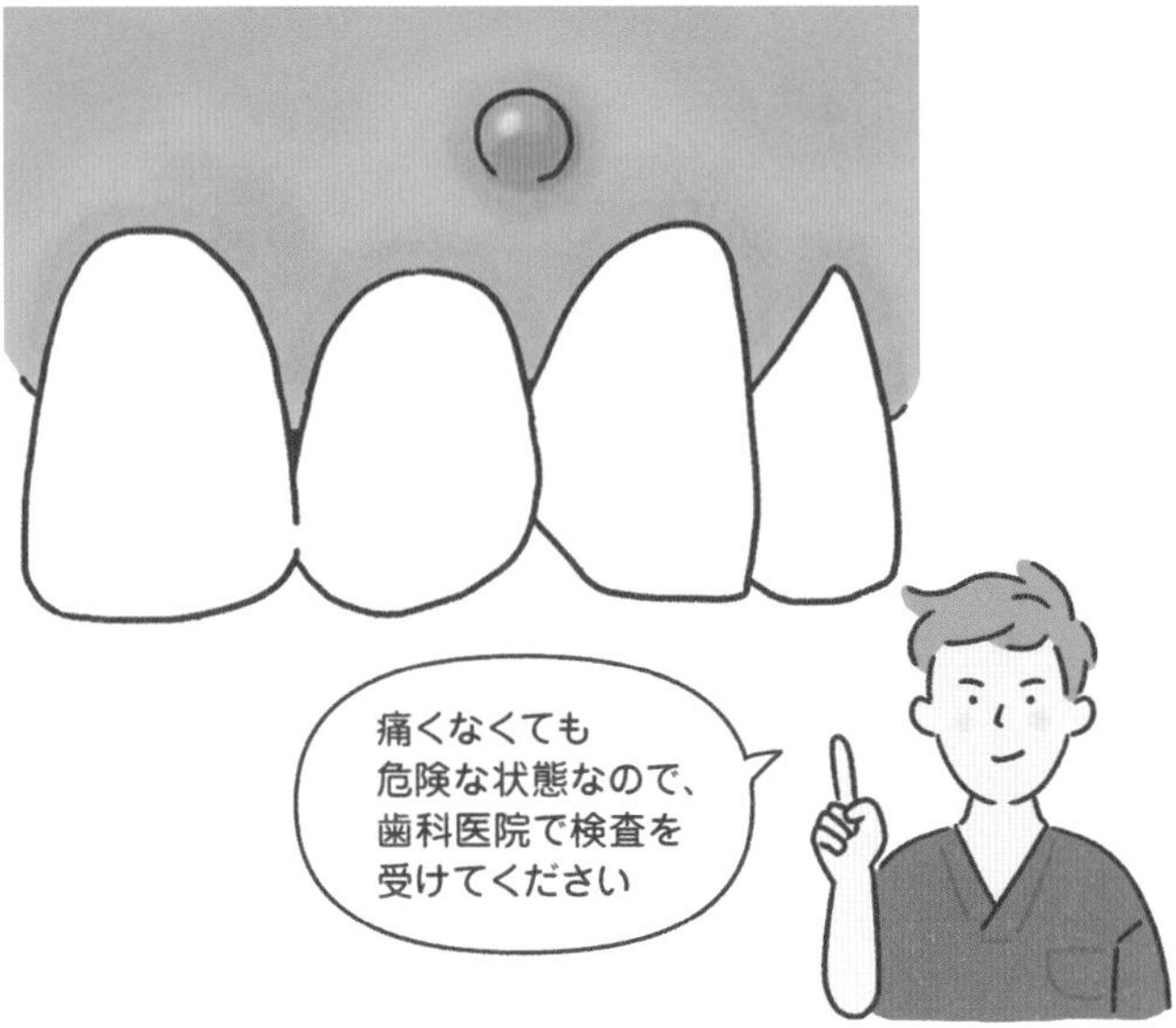

また、神経を取る治療をしてから数年後に再度感染したり、歯根が折れて細菌が入り込んだりすることで、フィステルができることがあります。

膿が溜まると歯ぐきが袋状にプクッと膨らみ、しばらくすると表面が破けて膿が出てしぼみますが、再び膿が溜まってくると同じように膨らみます。これを何度も繰り返します。

歯根の内部をキレイにする「根管治療」

フィステルは歯ぐきの腫れを抑える薬を飲んだり、塗ったりしても治りません。必要なのは、歯根の内部をキレイにする根管治療です。針のような器具を使い、細菌に汚染された神経や以前の古い根の薬を除去して根の内部を清掃・消毒します。

ただし、すべてのケースで治るわけではなく、歯根が割れていたり、歯に穴が空いていたり、すでに骨が大きく溶けている場合は抜歯になるケースがあります。

歯ぐきにおできができたときはそのまま放置せず、歯科医院で見てもらうとよいでしょう。

根管治療の流れ

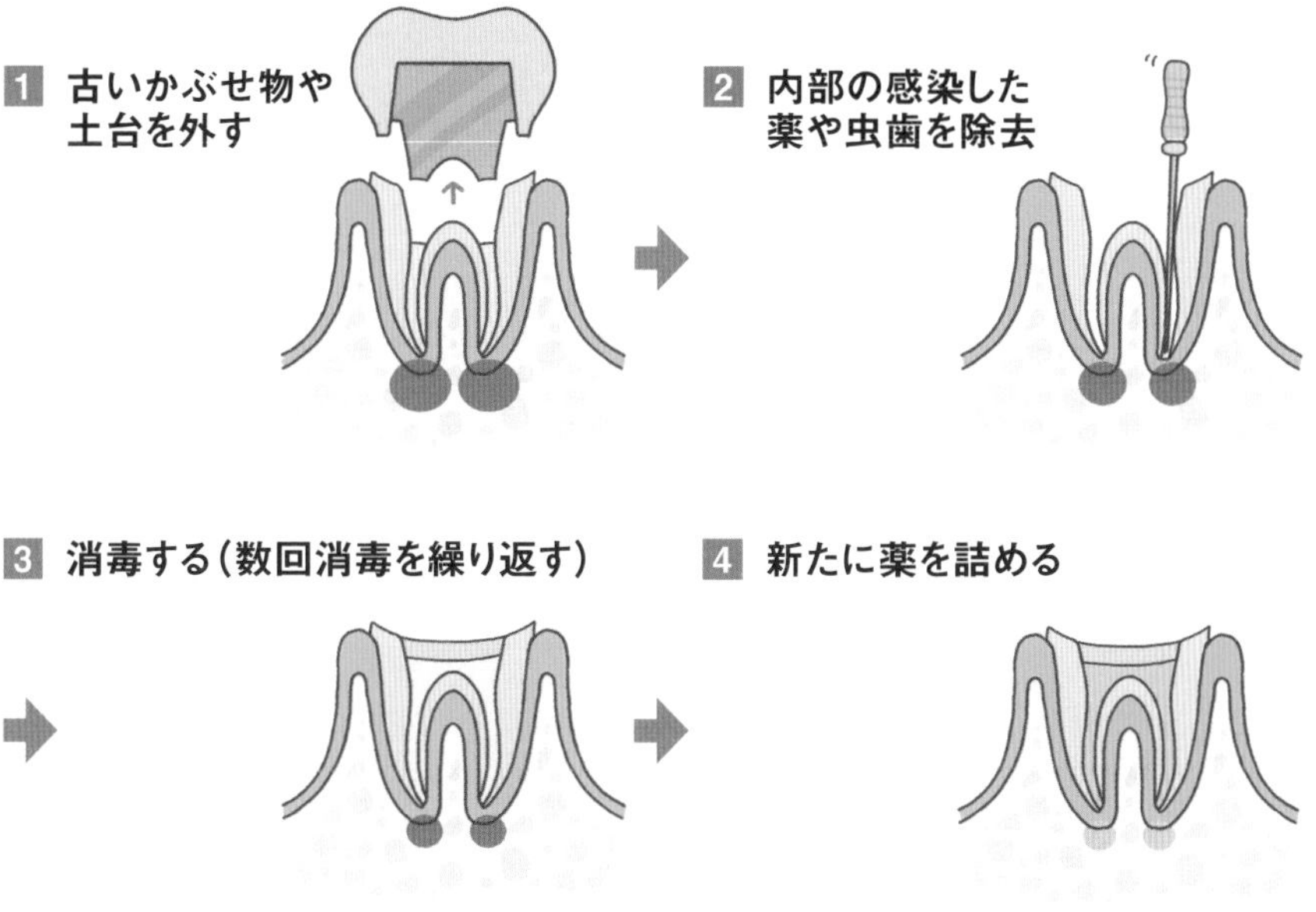
1 古いかぶせ物や土台を外す
2 内部の感染した薬や虫歯を除去
3 消毒する(数回消毒を繰り返す)
4 新たに薬を詰める

PART 3

35

正しい歯磨きは歯の寿命を延ばす第一歩

ハブラシで落とせる汚れは約60％

歯磨きはハブラシだけだと約60％の歯垢（プラーク）しか取れません。ハブラシに加えて、歯間ブラシやデンタルフロスを使うことで80～90％まで落とせます。

これは専門家である歯科医師が歯磨きをしても同じ結果です。**歯周病や虫歯が進行しやすい奥歯の歯と歯の間のプラークを取るには、フロスや歯間ブラシの使用が必須**なのです。

歯磨きだけでは、お口の中の汚れを完全に取ることはできません。しかし、次に挙げる5つのポイントを意識すれば磨き残しは大幅に減ります。

①小刻みに動かす

ハブラシはなるべく小刻みに動かしてください。小刻みに動かすことで、歯と歯の間や歯周ポケット内の汚れを少しは取り除くことができます。

②持ち方と力加減

ハブラシは軽く持ち、歯と歯ぐきに過剰な力をかけないで磨きましょう。強い力を入れると毛先が開いてしまい、毛先がしっかりと当たらなくなります。圧が強いと歯ぐきが退縮しやすくなり、見た目も悪くなるので注意してください。

③磨き始めは苦手なところから

無意識に歯を磨いていると、どうしても磨きやすい部分ばかりを磨いて、いつも同じ部分を磨き残します。まずは歯科医院で磨き残しがあると指摘された部分や苦手な部分からスタートしてください。そのあとでほかの部分を磨くようにしましょう。

④歯と歯ぐきの境目にハブラシを当てる

歯周病や歯ぐきからの出血・腫れを指摘されたことがある人は、歯と歯ぐきの境目を意識して磨きましょう。毛先を歯の真横から、少し歯ぐき側に傾けるとよいです。歯ぐきに毛先が当たっている感じがすると思います。

歯と歯の間の歯垢（プラーク）除去率

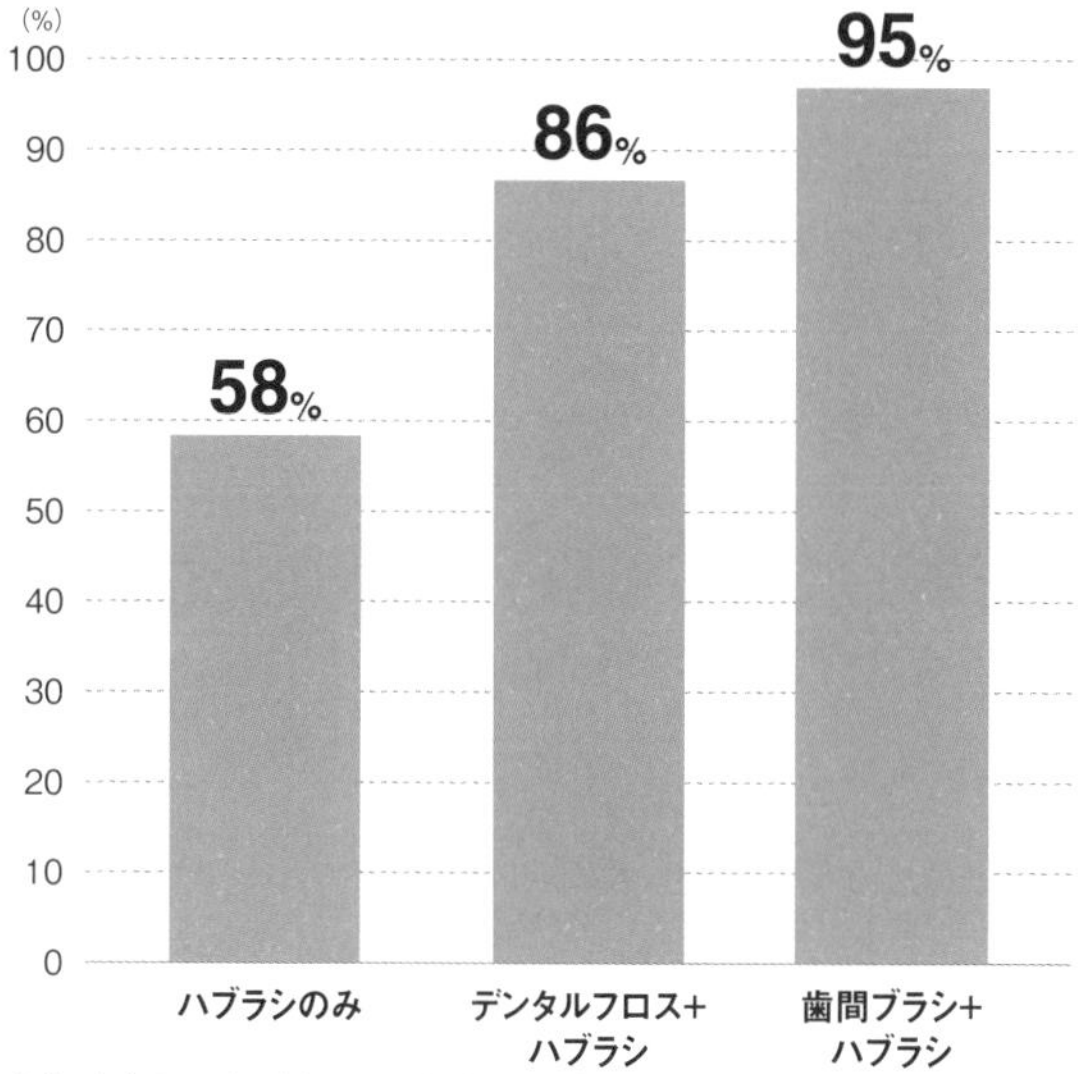

出典：山本昇、長谷川健司、末田武、木下四郎「Interdental BrushとDental Flossの清掃効果について」（日本歯周病学会雑誌、1975年9月、258-264）

⑤最低1日1回はフロスや歯間ブラシを

歯を守るためには先にデンタルフロスや歯間ブラシで歯と歯の間の汚れを出してからハブラシをしてください。普段デンタルフロスを使っていない人は、ハブラシをしてからデンタルフロスをすると、磨いたのに汚れが出るのを実感できると思います。ぜひ試してみてください。

正しい歯磨きのポイント

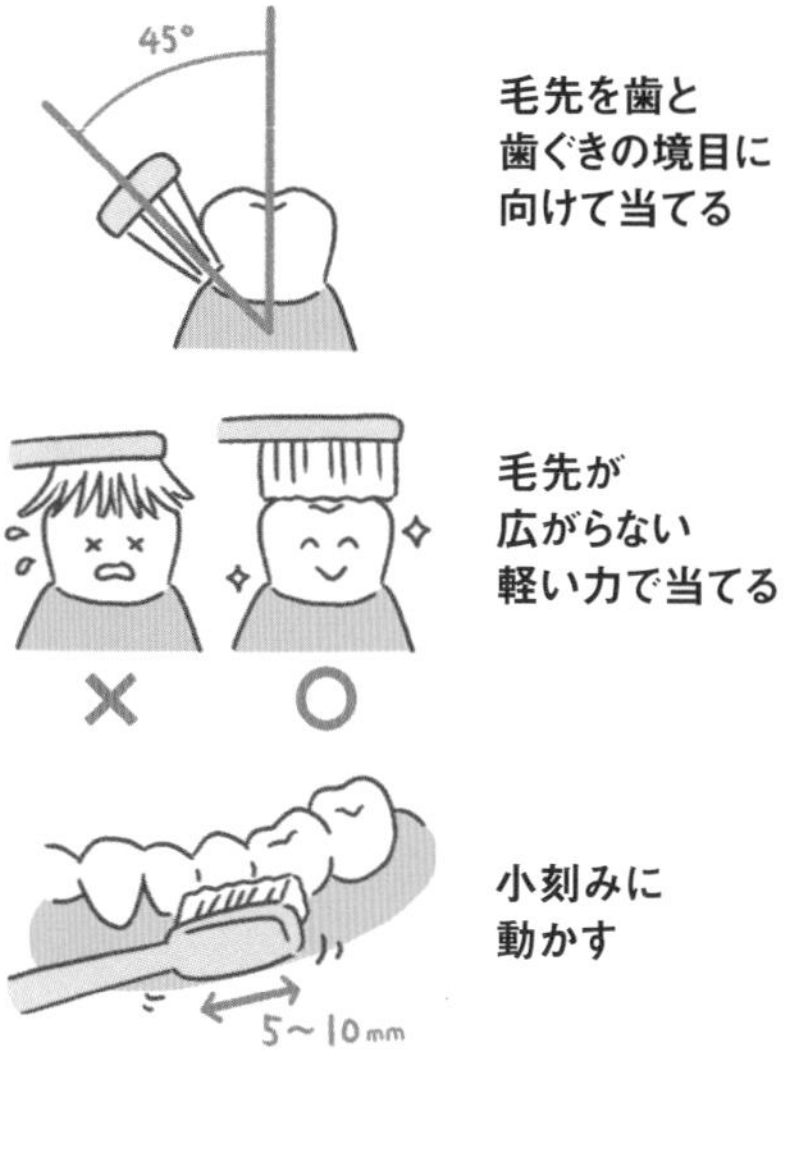

PART 3 36

自分の状態に合ったハブラシの選び方

ハブラシの違いを知る

ひと括りにハブラシと言っても、毛が付いているヘッドの大きさ、ネックのやわらかさ、ハンドルの長さ、毛のかたさ、毛の細さ、毛先の形が異なります。「なんでもいい」と思わず、自分の状態に合ったハブラシを選んでみてください。

ヘッドが大きいハブラシは磨ける面積も大きく、仕事のお昼休みなどで歯磨きの時間があまり取れないときに便利です。ただ、口が小さい方は内頬にヘッドがぶつかって、一番奥の歯まで届かないことがあります。その点、ヘッドが小さいハブラシは、隅々まで丁寧に磨くことができます。

毛のかたさは、一般的に「かため」「ふつう（レギュラー）」「やわらかめ」の3タイプがあります。かためは歯垢（プラーク）除去率が高くなりますが、歯ぐきを傷つけたり、歯の摩耗が早まったりするので日常的な使用は推奨できません。**基本は普通（レギュラー）が一番です。**ただ、歯ぐきが腫れていて、毛先が当たると痛むときはやわらかめがおすすめです。

毛先の形はどう選ぶ？

毛先の形は、丸みのある「ラウンド毛」、先端に向かって細くなる「テーパー毛」があります。ラウンド毛は、歯の表面に付いたプラークを効率よく落とせます。テーパー毛は毛先が細いので、歯周ポケットのプラーク除去に優れています。ただ、毛の腰が弱いのと、磨いているときにチクチク感じる人もいるようです。

歯周病を指摘されたり、歯ぐきの出血や腫れが起こりやすい人はテーパー毛、そうでない人は汚れが取れやすいラウンド毛を選ぶといいでしょう。

また、ラウンド毛とテーパー毛の両方が植毛されている「二段植毛」のハブラシもあり、おすすめです。

ハブラシを交換するタイミング

同じハブラシを2～3か月も使用している人が多いのですが、実はとても損をしています。ハブラシは使い続けると毛先が開き、毛のコシも弱くなるため、プラークの除去率が新品と比べて40％も低下してしまうからです。

また、見た目にはわからなくても、顕微鏡で見ると毛自体に無数の細菌が増殖しているので、使い続けるのは不衛生です。基本は1か月ごとに新品と交換するといいでしょう。

私は3か月に1度、ハブラシを3本購入することを推奨しています。1か月に1本使って3本使い終わったら、ちょうど歯科医院で定期メンテナンスを行うタイミングになるからです。

ハブラシの部位名称

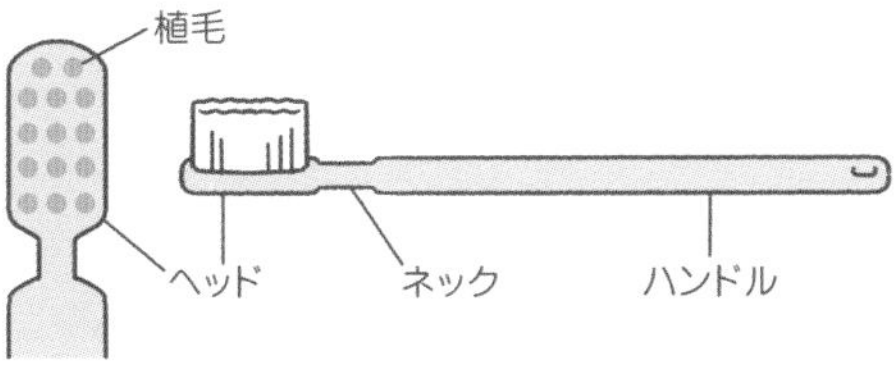

ラウンド毛とテーパー毛

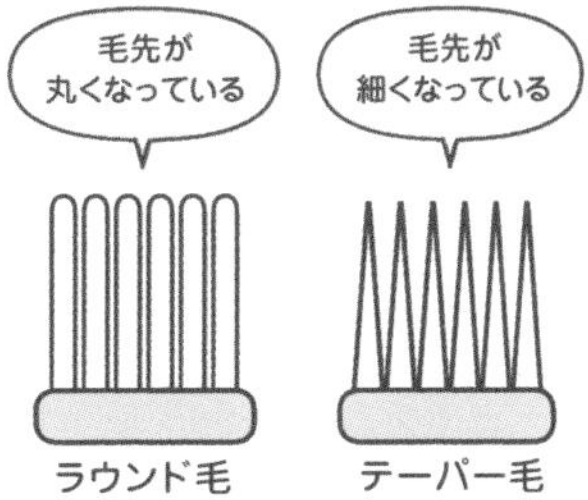

ハブラシの開き具合によるプラーク除去率

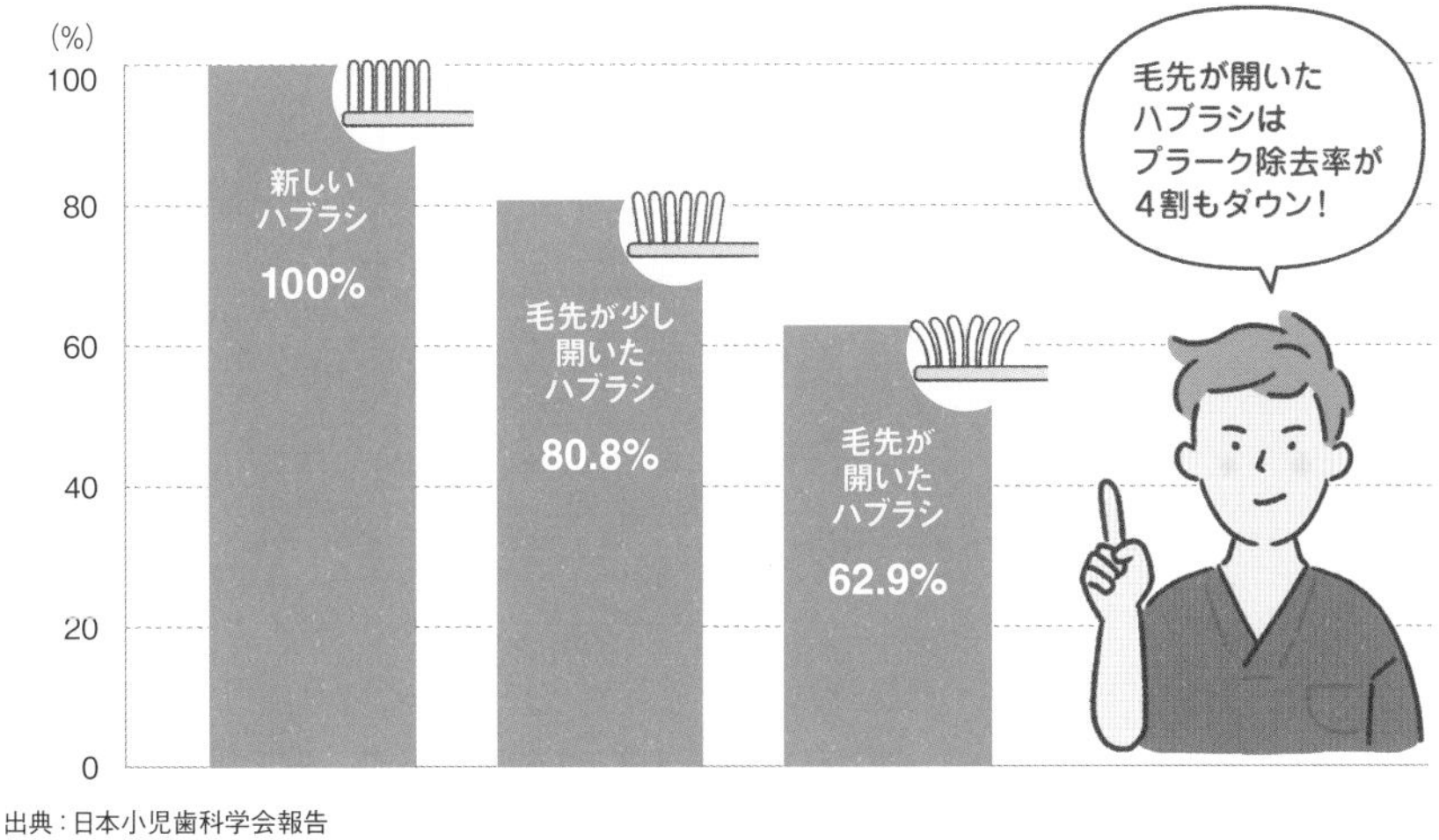

出典：日本小児歯科学会報告

PART 3 37

ハブラシは手用と電動でどちらがいいの？

電動は手用より歯垢除去率が高い

電動ハブラシは、人間の動きではできない速さで振動し、手用より歯垢（プラーク）除去率が高くなっています。**種類によって振動数が異なりますが、音波が発生するものもあり、口内に水流が生まれ毛先が触れていない部分の汚れも落とせます。**

使い方は手を動かさず、毛先を歯に当てるように軽く添えます。体が不自由な方や高齢者にもおすすめです。

歯の寿命をのばす会が実施したアンケート調査「歯医者さん300人に聞いた歯の常識」で「ハブラシは『手用』と『電動』ではどちらがおすすめですか？」と質問したところ、「手用」が42%、「手用メイン、電動併用」と「電動メイン、手用併用」がどちらも24%、「電動」が10%という結果になりました。その理由としては、「手用のほうが細かな部分や歯周ポケットを磨きやすい」「しっかり磨くときは手用」「下手な手用よりは電動のほうが平均点以上を出せる」といった声が寄せられています。

アンケートでは、「手用」を推す歯科医師が多い結果になりましたが、**それでも58%の歯科医師は電動の活用をおすすめしています。**電動ハブラシのメリット・デメリットをよく理解して、自分の状態に合わせて電動ハブラシを使ってみるのもいいでしょう。

電動は最低でも1万円以上のものを選ぶ

電動ハブラシは、年々低価格な商品が登場し、敷居は低くなっていて、薬局やコンビニエンスストアでも売られています。とはいえ、**効果を考えると、乾電池式よりは充電式、最低でも1万円ぐらいはするものを選ぶといいでしょう。**

人気の電動ハブラシは、フィリップス「ソニケア」、パナソニック「ドルツ」、ブラウン「オーラルB」などがあります。アプリと連動して磨き残しの箇所を教えてくれたり、ブラッシングの力が強いときに知らせてくれたりするものもあり、とても便利です。

電動ハブラシの使い方

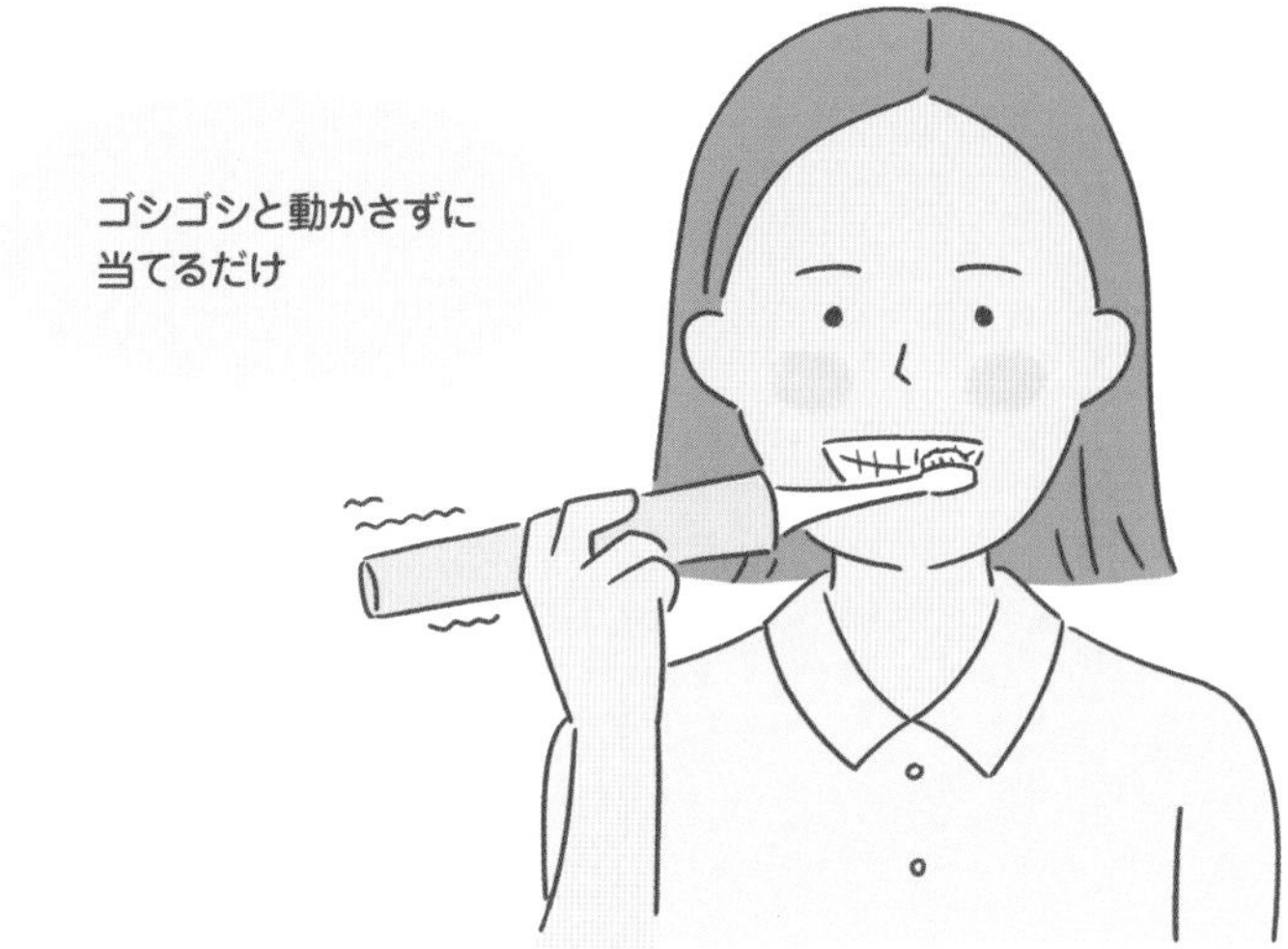
ゴシゴシと動かさずに
当てるだけ

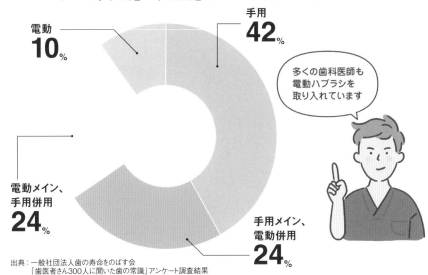

歯医者さん300人に聞いた歯の常識⑦
ハブラシは「手用」と「電動」ではどちらがおすすめですか?

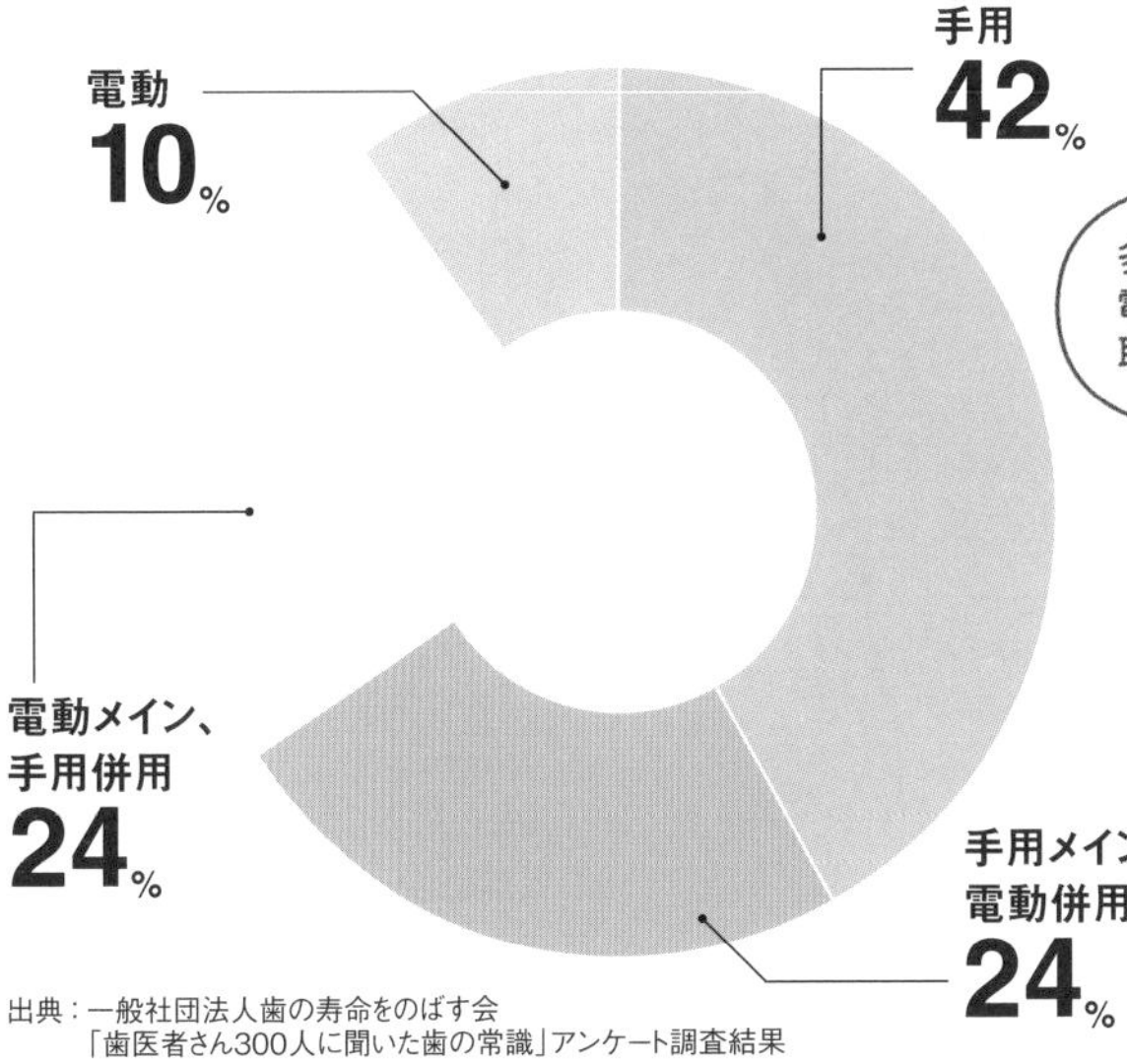

多くの歯科医師も
電動ハブラシを
取り入れています

出典：一般社団法人歯の寿命をのばす会
「歯医者さん300人に聞いた歯の常識」アンケート調査結果

PART 3

38

ハブラシ以外のオーラルグッズは何を使う？

歯の寿命をのばす会が実施したアンケート調査「歯医者さん300人に聞いた歯の常識」で「ハブラシ以外に自宅で行う必須のケアはありますか？」と質問したところ、1位「デンタルフロス」、2位「歯間ブラシ」、3位「マウスウォッシュ」という結果になりました。その理由としては、「歯と歯の間はハブラシが届かないため、物理的に清掃できるデンタルフロスか歯間ブラシを使うべき」「デンタルフロスをしてからハブラシで磨き、マウスウォッシュをするのが効果的」といった声が寄せられています。それぞれについて、具体的に解説します。

デンタルフロスと歯間ブラシ

歯の寿命を延ばしたいなら、必須のグッズです。虫歯や歯周病は歯と歯の間から起こりやすく、ハブラシでは磨けない部分をそのままにしないことが大切です。

50代未満の方は、まずデンタルフロスを活用してくだ

マウスウォッシュに過度な予防効果を期待しない

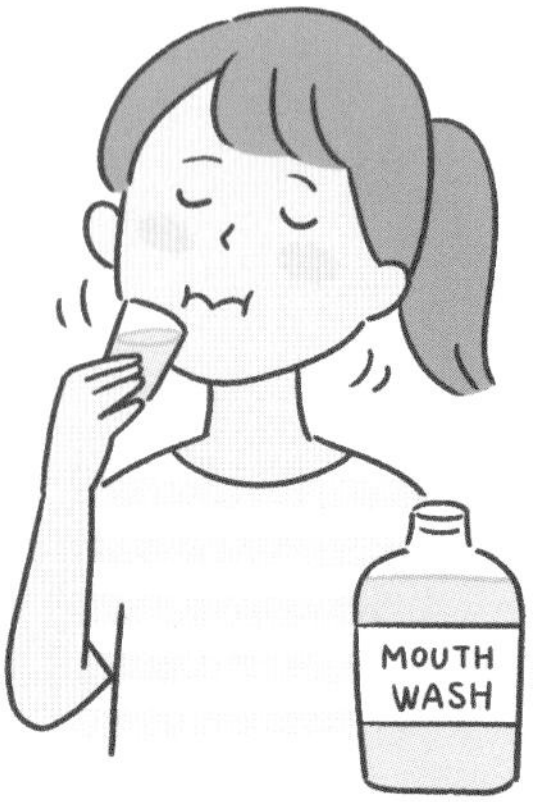

フッ素には虫歯予防効果がある

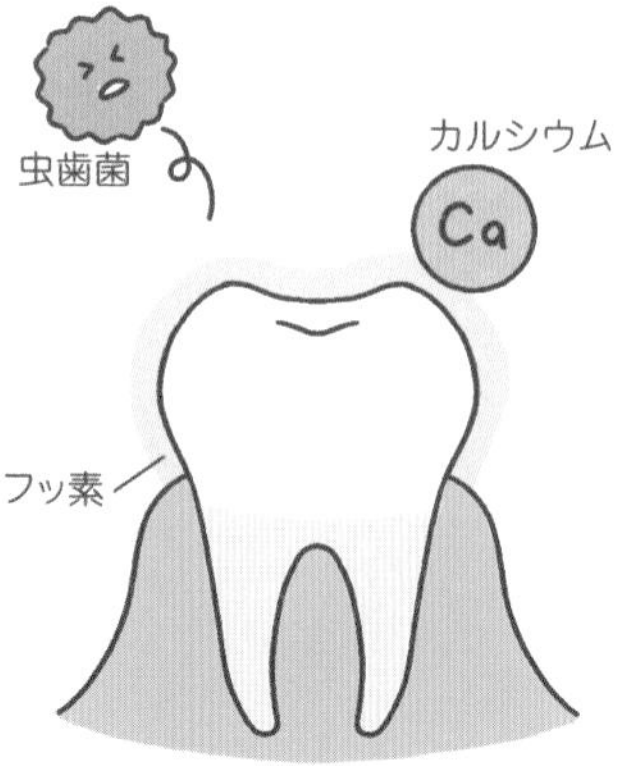

さい。**歯周病で歯ぐきが下がってきた方は、歯間ブラシのほうがいいでしょう。**

マウスウォッシュ

最初にお伝えしたいのは、**マウスウォッシュは歯磨きの代わりにならないということです。**必ず歯磨きをして、プラスαとしての殺菌効果のために使ってください。

ミントの香りや清涼感がある商品が多いので、一時的な口臭ケアやリフレッシュとしての使用はいいですが、過度な予防効果は期待しないようにしましょう。

フッ素入りの歯磨き粉

フッ素には虫歯予防の効果があります。具体的には「細菌の働きを弱める」「歯から溶け出したカルシウムやリンの再石灰化を促進する」「歯の表面を強くして虫歯になりにくくする」の3つです。

市販の歯磨き粉の多くは、フッ素が配合されていますが、うがいをし過ぎると洗い流されてしまいます。**フッ素の効果を高めるには、歯磨きあとのうがいは1回**にしましょう。

歯医者さん300人に聞いた歯の常識⑧
ハブラシ以外に自宅で行う必須のケアはありますか?

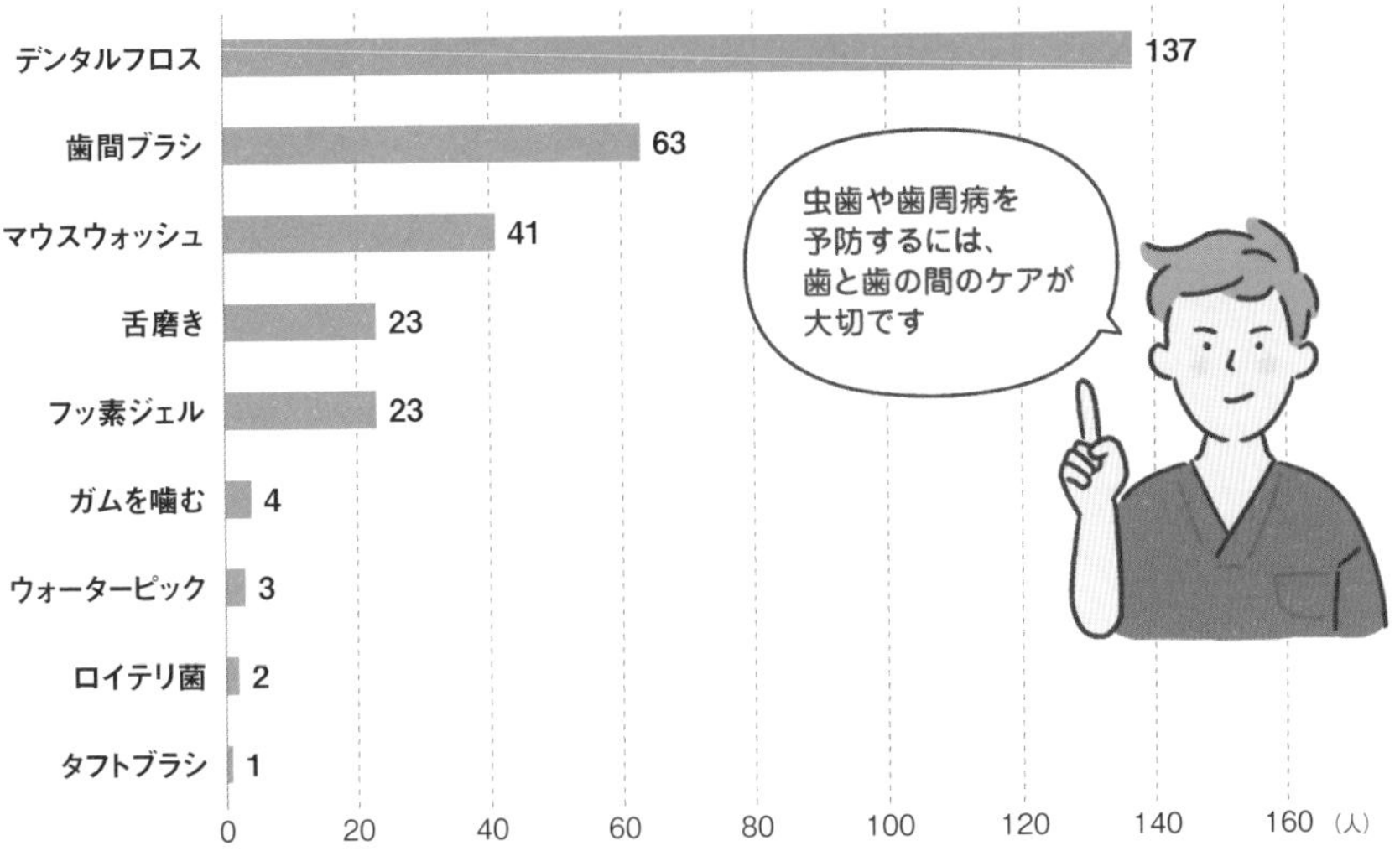

※複数回答(上位3つを選択)
出典:一般社団法人歯の寿命をのばす会「歯医者さん300人に聞いた歯の常識」アンケート調査結果

PART 3

39

妊娠・出産のときに注意したい口内環境

妊娠すると歯周病になりやすいワケ

女性は妊娠すると、女性ホルモン（エストロゲンやプロゲステロンなど）が大量に分泌されます。口内には女性ホルモンを栄養源としている細菌があり、分泌量に比例して活動的になります。

そのため、**妊娠前は何ともなくても、妊娠したら歯ぐきが腫れやすくなって、血が出やすくなる人も多くいます。**これを「妊娠性歯肉炎」と呼びます。

女性ホルモンの影響で唾液のネバネバ感が強くなり、口内を清潔に保つ機能が落ちることも、歯周病になるリスクが高まるひとつの要因です。

また、妊娠中はつわりなど体調の変化が激しく、こまめに歯を磨けないことがあり、これも口内環境を悪化させる原因となります。

妊娠中は口内環境が悪化しやすい

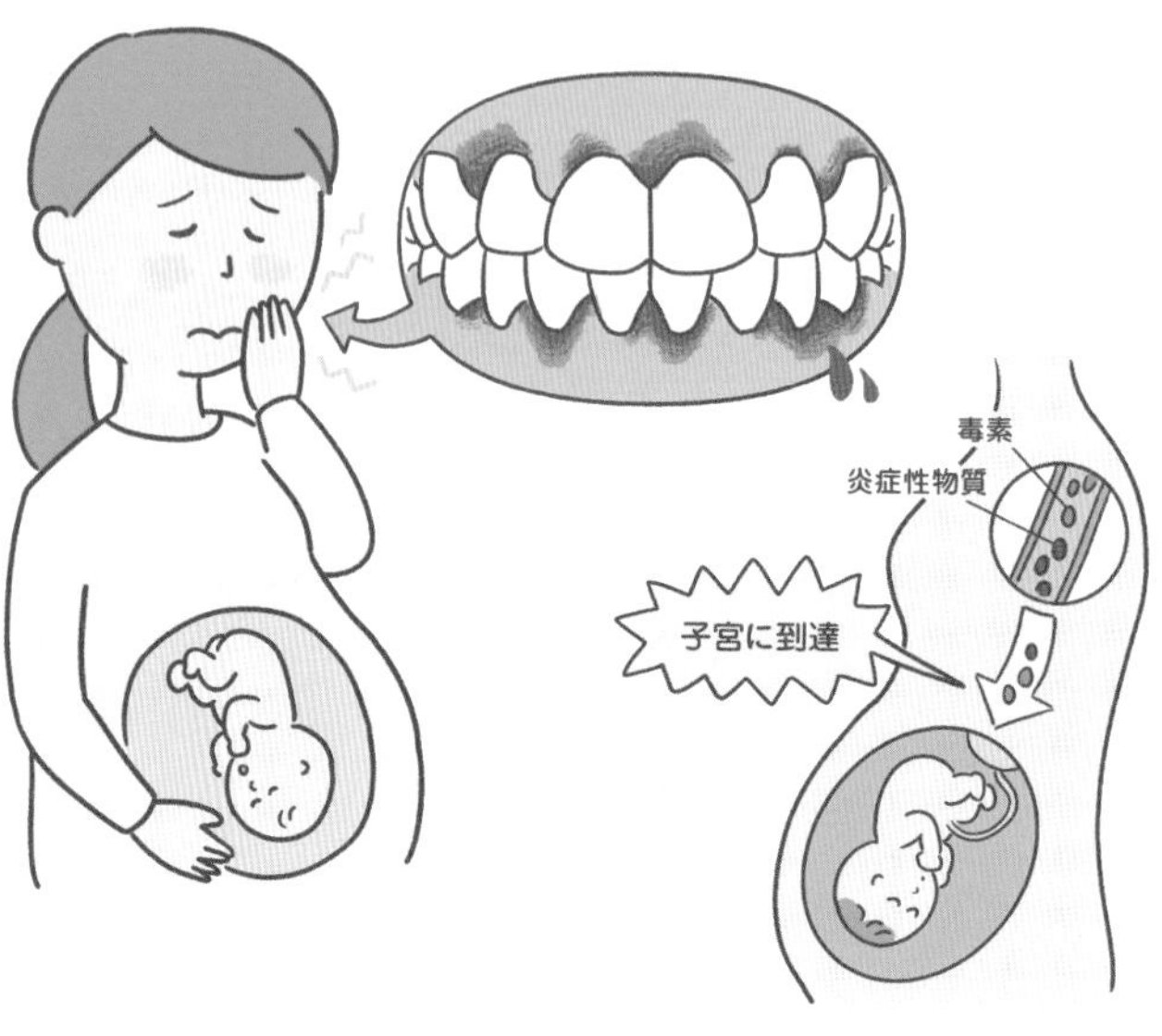

歯周病は早産のリスクを高める

歯周病が進行すると、歯ぐきの炎症によって「サイトカイン」が増え、「プロスタグランジン」という炎症物質が過剰に分泌されます。このプロスタグランジンは出産が近くなると分泌され、分泌されることによって分娩が始まりますが、**歯周病の影響で過剰にプロスタグランジンが分泌されることで悪影響が起こるのです。**

つまり、まだ赤ちゃんが生まれる状態ではないのに、体が「出産開始の合図」と勘違いして、陣痛や子宮筋の収縮が始まり、低体重児出産（体重2500グラム未満）につながってしまうのです。

歯周病の妊婦は、歯周病でない場合と比較して、早産・低体重児出産が2・83倍、早産が2・27倍、低体重児出産が4・03倍もリスクが高まるというデータもあるほどです。

さらに、出産後はお子さんに手がかかるため、自分自身のケアが疎かになり、一気に歯の状態が悪くなる人がいます。なかなか時間は取れないかもしれませんが、家族にサポートしてもらって、歯の健康を守っていきましょう。

早産・低体重児出産に対する歯周病の危険率

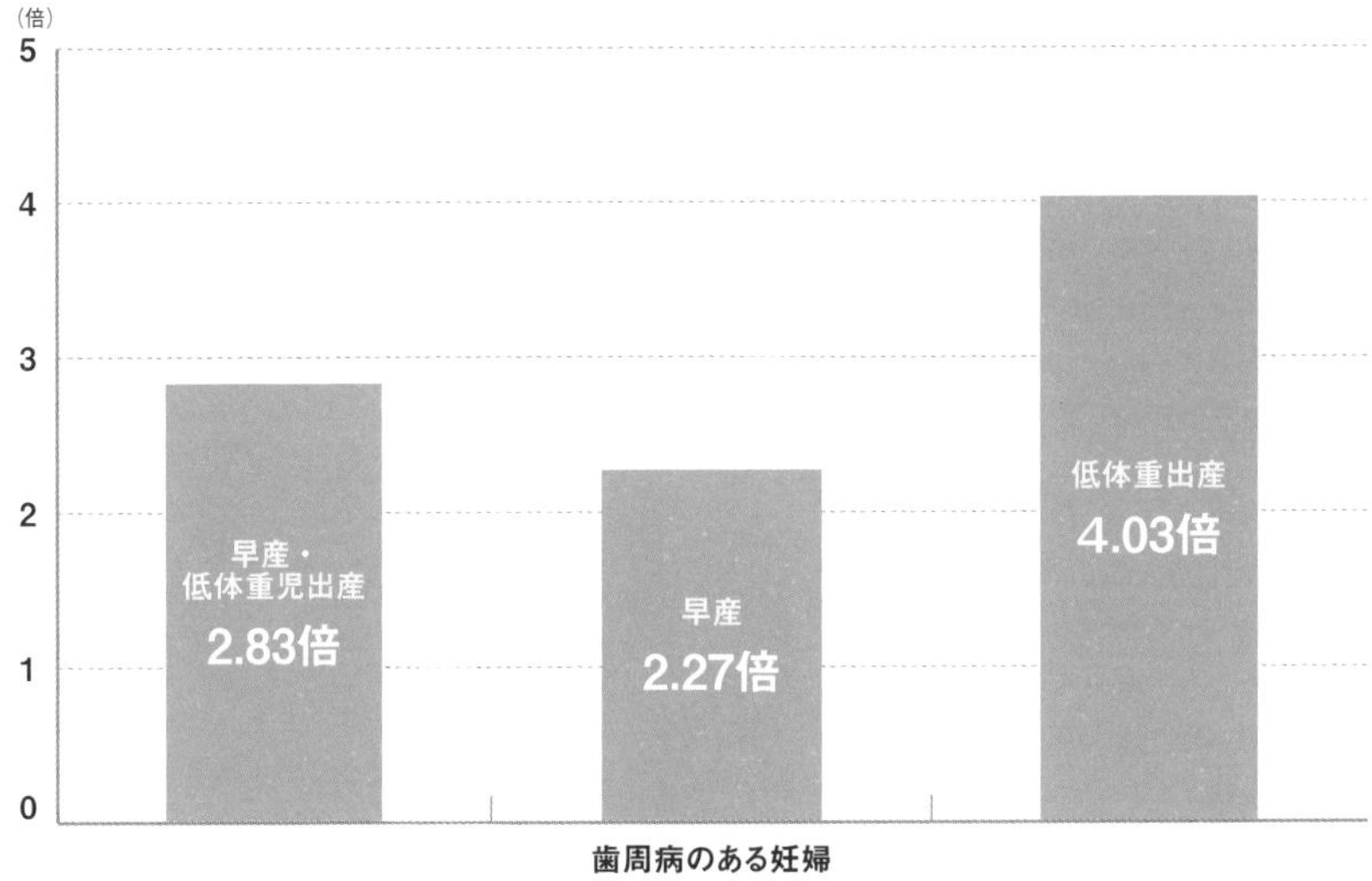

出典：Am J Obstet Gynecol, 196：135, 2007.

PART 3

40

6歳臼歯の虫歯対策が歯の寿命を延ばす

奥歯の寿命にかかわる6歳臼歯

最も早く失いやすい歯は奥歯です。理由は磨きにくく虫歯や歯周病になりやすいこと、そして噛み合わせの力が大きく、負担がかかるためです。

奥歯の寿命を延ばすためには、まず「6歳臼歯《ろくさいきゅうし》」を虫歯から守る必要があります。6歳臼歯とはその名の通り、6歳頃に生えてくる初めての永久歯（第一大臼歯）のことです。

6歳臼歯は半年から1年かけて少しずつ生えてきます。**乳歯より奥に位置しているため、親御さんが仕上げ磨きをしていても存在に気づかなかったり、6歳くらいになると歯磨きをお子さんに任せることで、早い段階から虫歯になりやすい歯**なのです。さらに、生えたばかりの歯はやわらかいことも虫歯になりやすい要因のひとつです。

そのため、適正な位置まで生えてきた7歳ぐらいにな

歯の部位別に見た永久歯が生える年齢

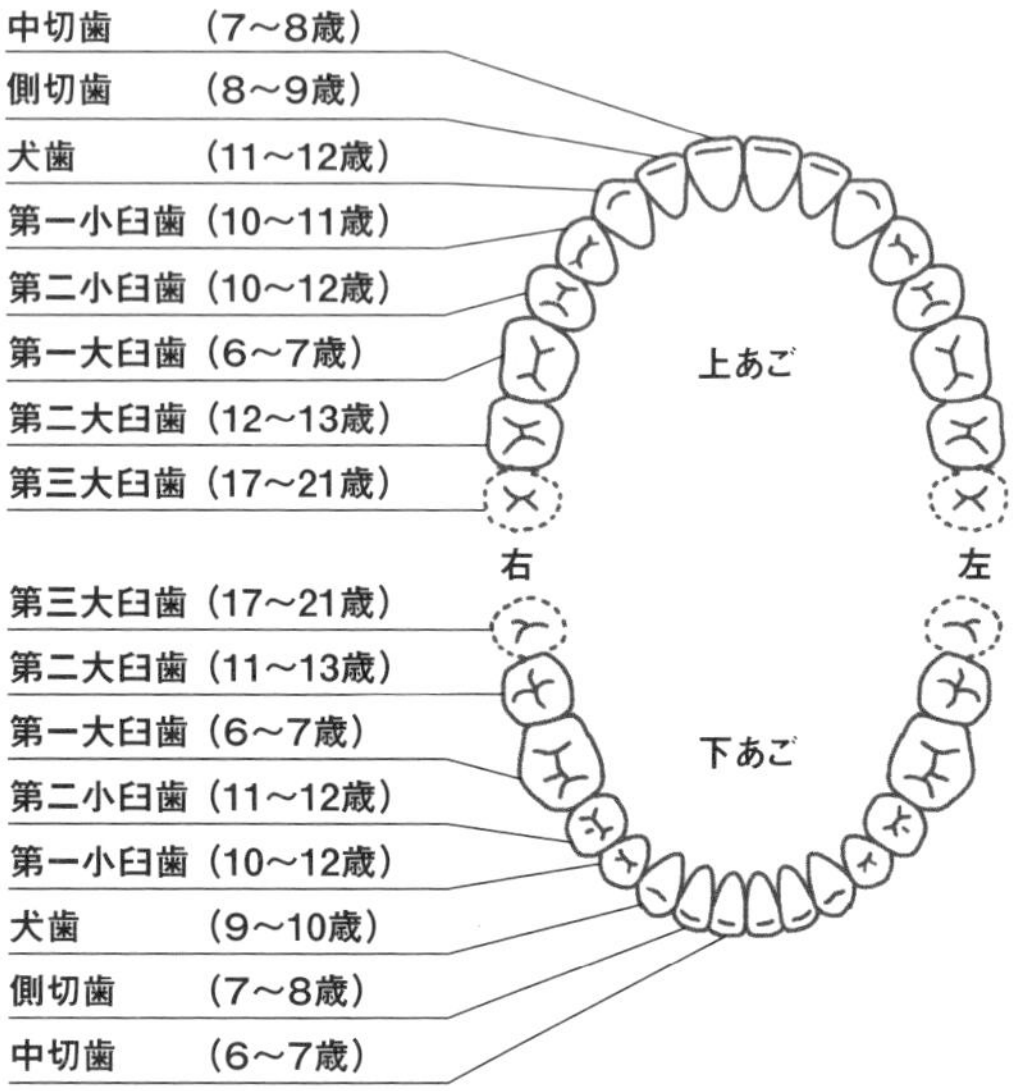

ると、すでに虫歯になっていることがあるのです。

5～6歳になったら必ず歯科検診を！

虫歯の治療は人生で何回もできるものではありません。虫歯治療の回数には限界があるのです。子供の頃から虫歯になってどんどん歯を削ると、その分、将来的に早く抜歯になります。6～8歳で第一大臼歯が虫歯になると、高校生くらいで再び虫歯になり、場合によっては10代で歯の神経を取ります。そして、20代で3度目の虫歯になって、かぶせ物が大きくなり、30代で抜歯になってしまったりするのです。

20～30代で銀歯が多い人は、子供の頃から虫歯になっているケースがほとんどです。お子さんの歯の寿命を延ばすためには、遅くてもお子さんが5～6歳になったときに歯科検診を受けることが大切です。虫歯がない状況で定期的に歯石や歯垢を除去し、フッ素を塗布すれば、歯が硬くなり虫歯になりにくくなります

小学生から高校生までの時期に虫歯になるかならないかで、その後の歯の寿命が大きく左右されるのです。

子供の頃の虫歯で歯の寿命は変わる（イメージ）

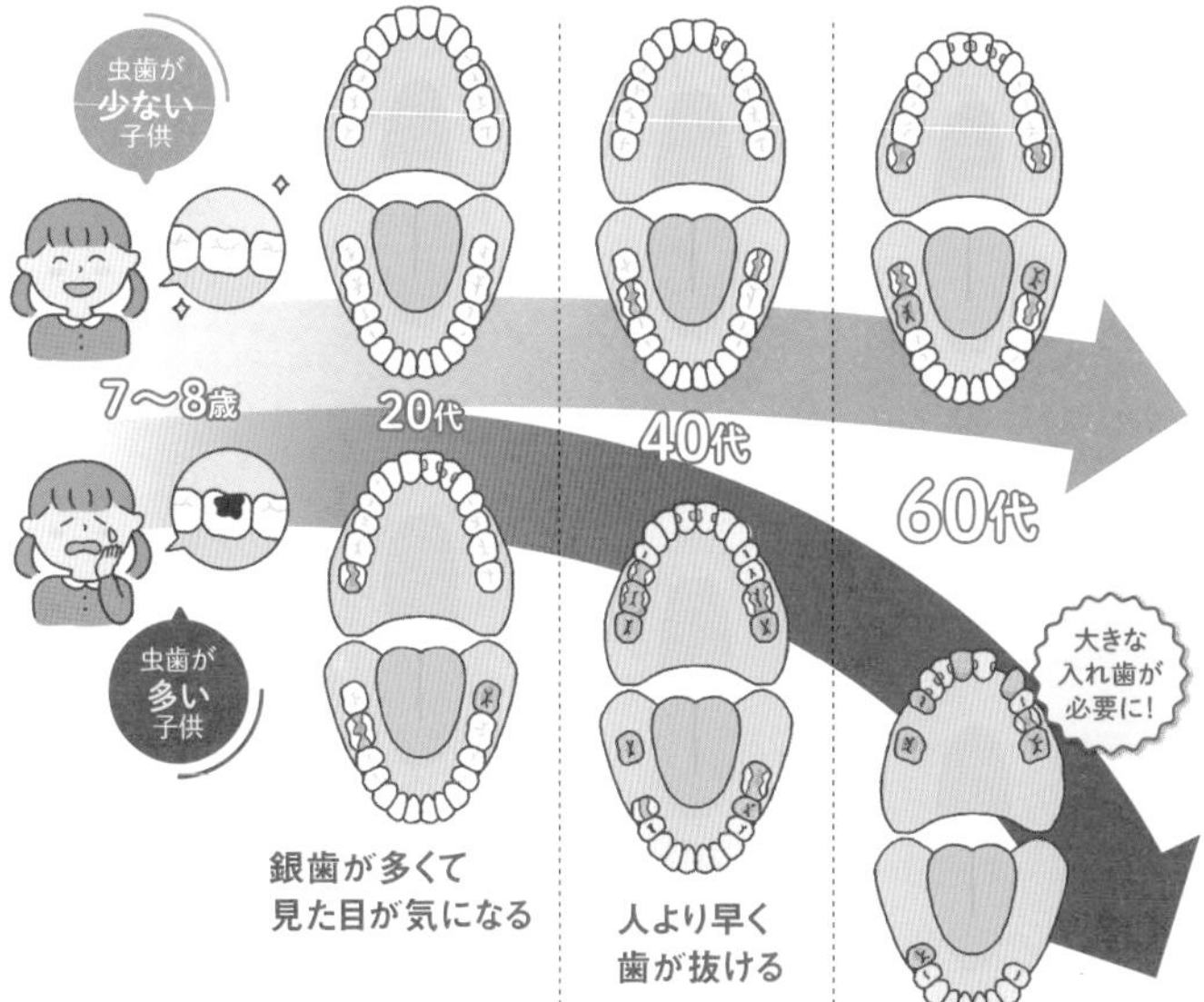

PART 3

41

虫歯菌はどこから来るの？

赤ちゃんへの口移しは危険

よくある誤解で、「虫歯は遺伝の影響」と捉える人も多いようですが、実は**遺伝よりもある時期にどのような環境で過ごすかで虫歯になるリスクが変わります。**

虫歯菌は、生まれたばかりの赤ちゃんのお口にはいません。成長の過程で親から子へ感染します。しかも、最も感染しやすい時期は決まっていて、実は生後19～31か月の間、つまり、1歳半から2歳半ぐらいまでなのです。

一生を通じて虫歯になりにくい体質になるには、虫歯菌の感染・定着をできるだけ遅らせることが重要になります。

感染はキスなどのスキンシップでも起こりますが、スキンシップをなくすわけにはいかないと思います。ただ、**食事を与える際に使用するスプーン、コップをお母さんやお父さんと共有すると感染が起こりやすく、特に口移しや噛み与えなどは、感染リスクが非常に高くなるのでやめましょう。**

虫歯菌が早い時期にうつった子供は口の中で虫歯菌が占める割合が増えて、一生を通じて虫歯になりやすくなります。

まわりの大人からうつる可能性も

子供の虫歯菌は母親由来が約50％、父親由来が約30％、その他が約20％です。お母さんが努力して感染させないようにしても、別のルートから感染することがあります。

たとえば、実家に遊びに行ったとき、おじいちゃんやおばあちゃんが虫歯菌の感染のことを知らず、子供に口移しで食事をするようなことが考えられます。こうしたことが起こらないように、家族全員で「大人の虫歯菌を子供にうつさせない意識」を統一しましょう。

そして、お子さんを虫歯にさせたくない気持ちがあれば、まずはご両親が虫歯治療やお口のクリーニングを行ってください。**親の唾液中の虫歯菌が多いと子供の虫歯菌感染率が大きく上がってしまいます。**

砂糖は量より頻度が問題

また、虫歯の原因となる砂糖の摂取を控えることも大切です。砂糖は量より頻度が重要で、ジュースや飴をおやつで常用的にあげることはやめましょう。ジュースには多量の砂糖が入っていますし、子供は少しずつ飲むことが多いからです。

子供はジュースを飲むとその味を覚えて、またほしくなります。小さいときはできるだけ水やお茶などを与えるようにしましょう。

虫歯菌に感染しやすい時期

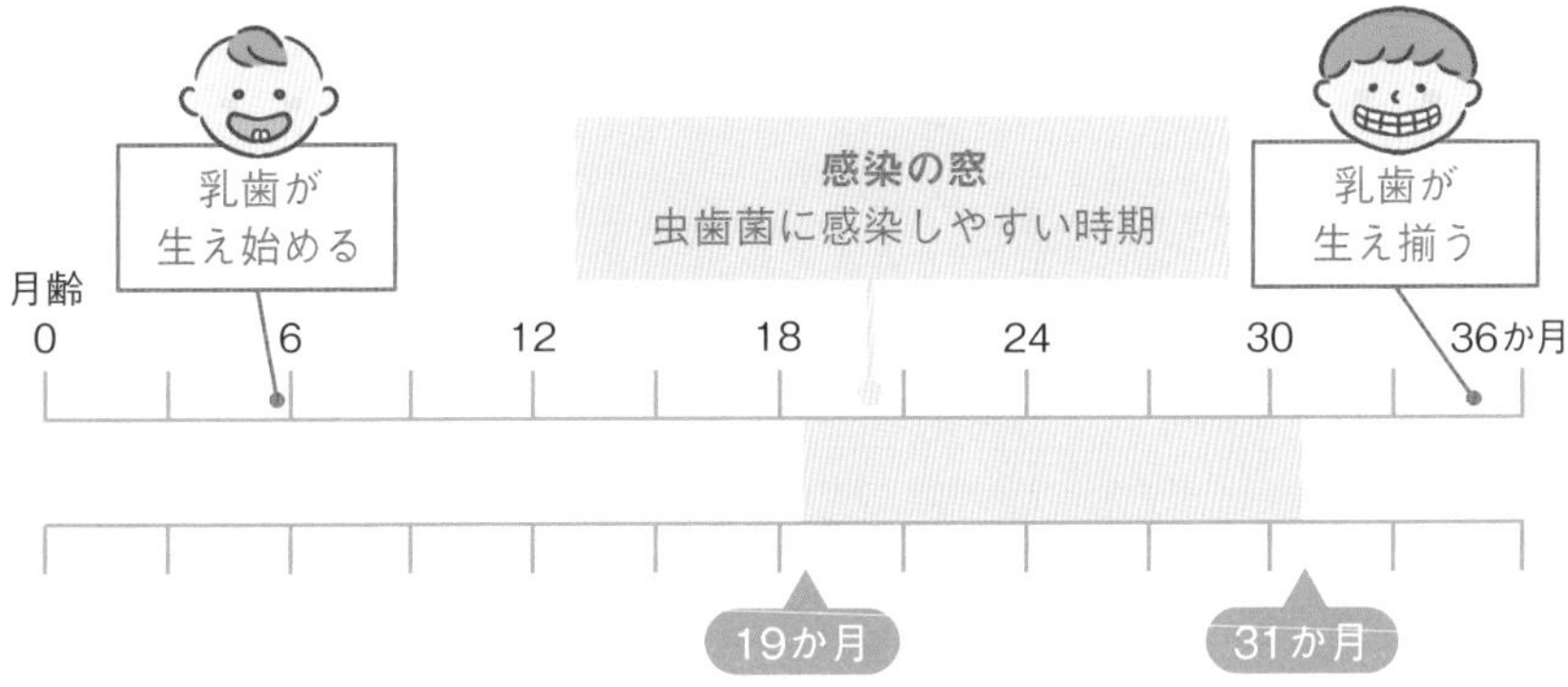

子供に虫歯菌をうつす機会を減らそう

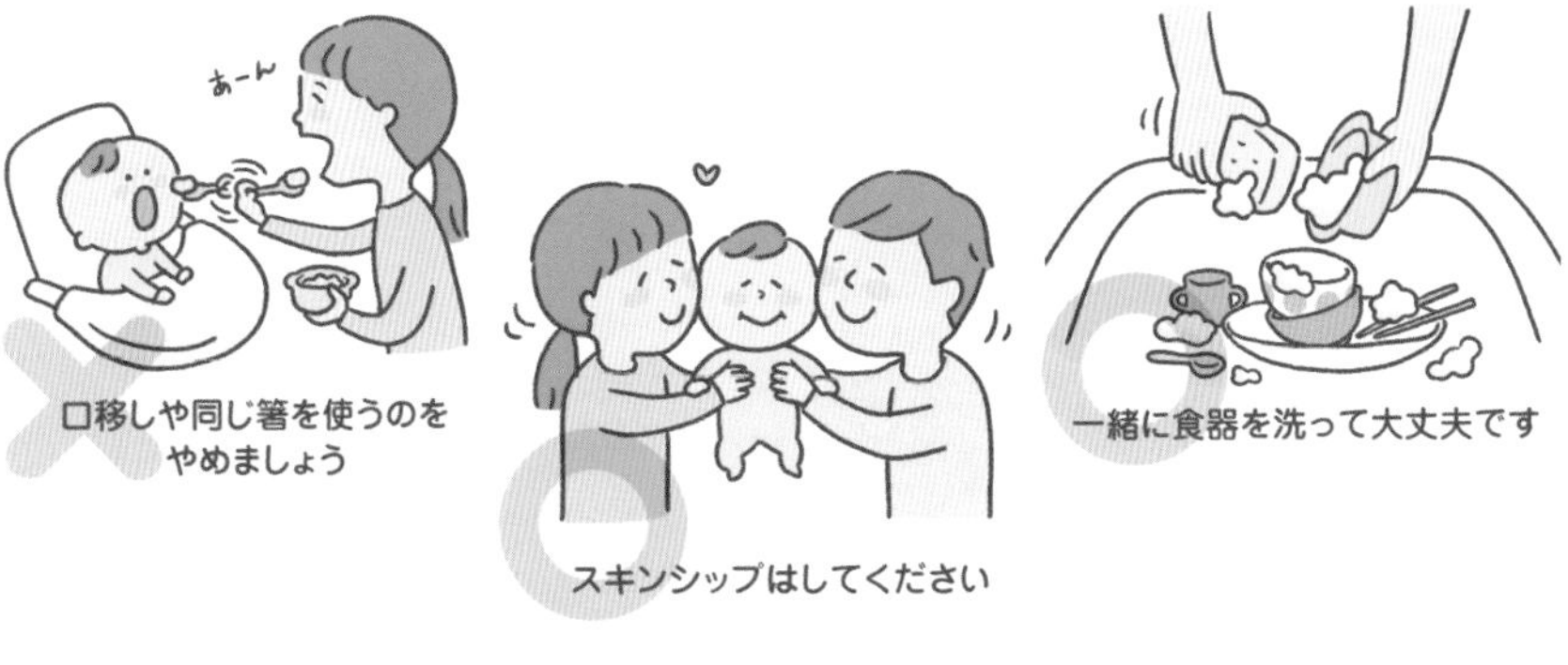

あーん
口移しや同じ箸を使うのをやめましょう
スキンシップはしてください
一緒に食器を洗って大丈夫です

PART 3

42

女性は更年期を迎えると歯を失いやすい

エストロゲンの分泌量が減少

「20本以上歯を有する人の割合」を性別・年齢別に調べると、ほとんどの年代で女性のほうが高いことがわかります。しかし、ガクッと数値が落ち込む年齢があります。それが60代後半です。

これは、「エストロゲン」という女性ホルモンなども関係しています。**エストロゲンは20～40代まで分泌が盛んですが、更年期を迎えると徐々に減少していきます。そして、閉経を迎えると分泌量は急激に減少します。**

エストロゲンには、骨の吸収を抑制する働きがあり、分泌量が低下すると骨が脆くなります。女性が骨粗しょう症になりやすくなるのはそのためです。50歳以上の女性の約24％が骨粗しょう症になっているという調査データもあります。

基本のケアを徹底して歯を守る

骨が脆くなるということは、歯ぐきの下にある歯槽骨も脆くなるということです。そのため、歯周病になると歯槽骨が溶けるスピードが早くなり、最悪の場合、歯が抜けてしまうのです。

また、**加齢とともに唾液の分泌量が減少することで、細菌を殺菌する働きが弱まります。**菌が繁殖し、虫歯や歯周病になりやすい環境となります。

加齢や女性ホルモンの分泌量は自分でコントロールすることができません。だからこそ、これまで以上に基本的なケアを徹底して、定期的に歯科医院でメンテナンスしながら、自分の歯を守ることが大切です。

できるだけ口内環境を清潔に保ち、80歳になっても、90歳になっても自分の歯を多く残してほしいと思います。

20本以上の歯を有する人の割合

年齢（歳）	割合（%）	
	男	女
45〜49	98.4	97.6
50〜54	93.8	96.7
55〜59	96.1	94.2
60〜64	83.1	94.7
65〜69	81.2	81.5
70〜74	69.9	74.0
75〜79	53.7	57.8
80〜84	45.5	45.7
85〜	32.0	43.6

出典：厚生労働省「令和4年歯科疾患実態調査」

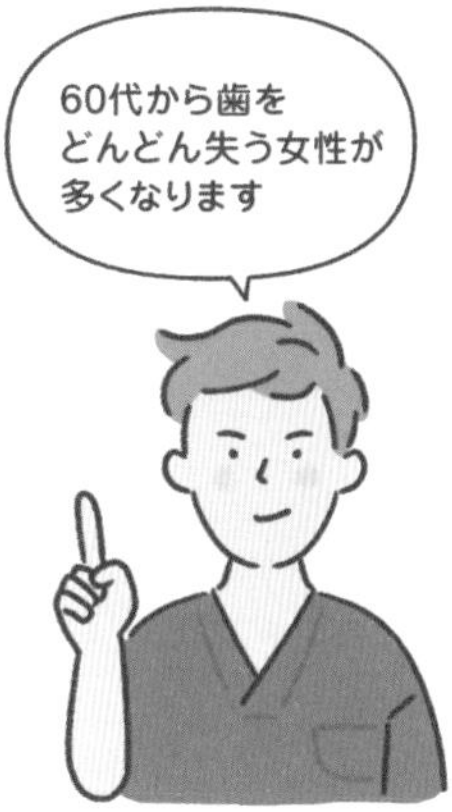
60代から歯を
どんどん失う女性が
多くなります

女性のライフステージによるエストロゲン分泌量の変化

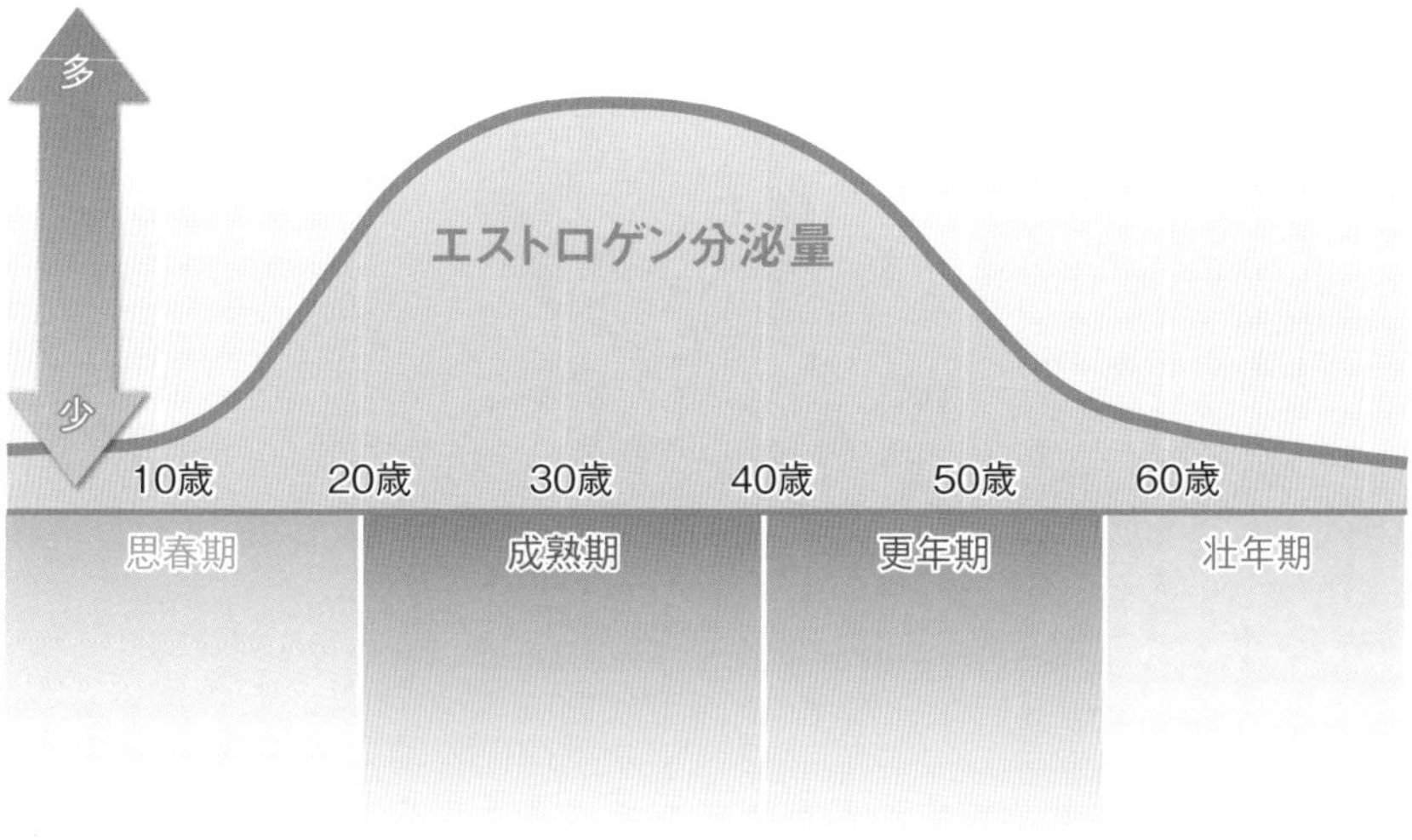

PART 3

43

マスク生活は顔立ちにも影響する

口呼吸になりやすく、唾液の分泌量が減る

最近では感染予防としてマスクを着用して生活する人が増えました。ただ、マスクをすることで口内環境に悪影響を及ぼすこともあります。

マスクをすると、通常は鼻呼吸をしている人でも息苦しさを感じて、無意識に口呼吸になることがあります。口呼吸をすることで、口内に外気が入り、口の中が乾燥しやすくなるのです。

唾液には潤滑作用だけでなく、細菌を殺菌する作用があります。口内が乾燥すると、その働きが不十分となり、細菌が繁殖し、結果的に虫歯や歯周病になりやすくなってしまいます。

子供に要注意の「アデノイド顔貌《がんぼう》」

無意識に口呼吸をしていることで、マスクの中で口が

◆ マスクの影響で口呼吸する人が増えている

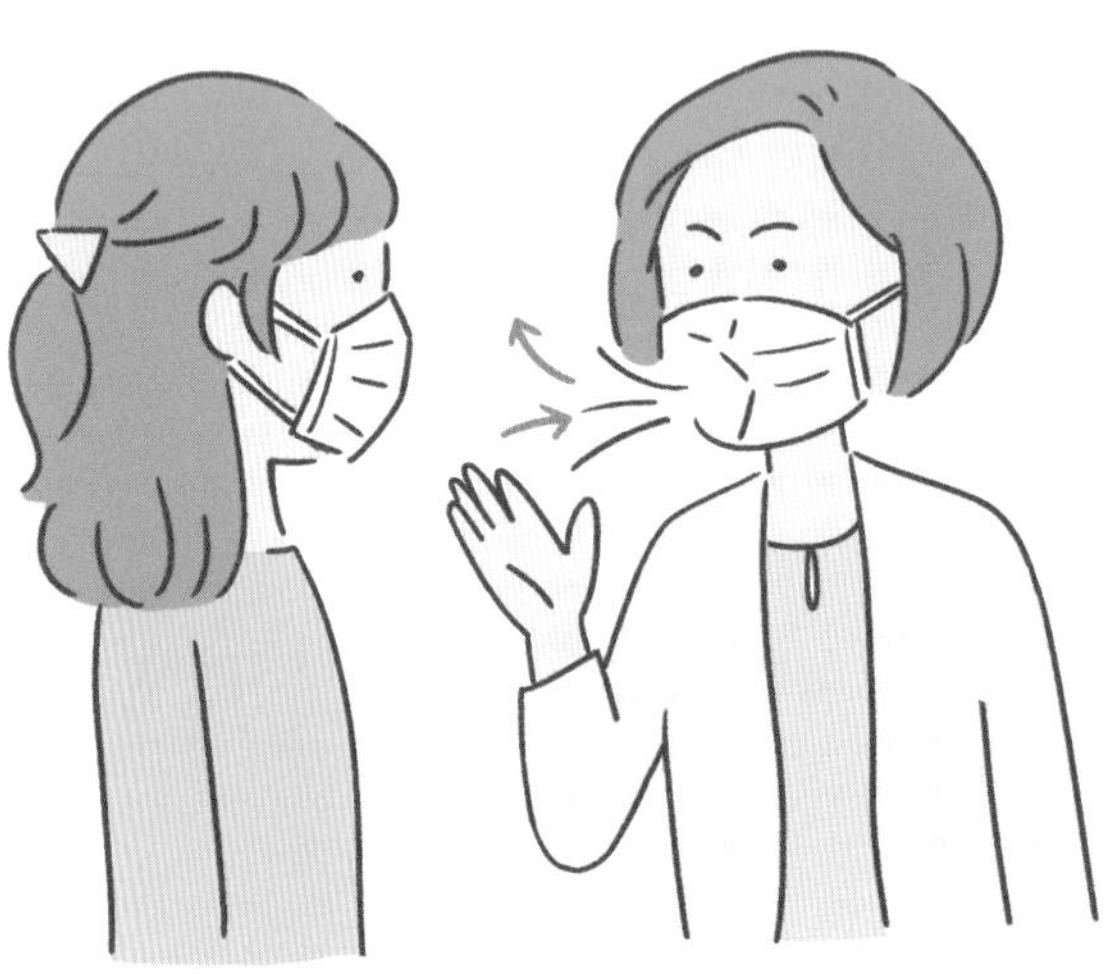

ぽかんと開いた状態になっている人が増えています。口呼吸が習慣化すると、口のまわりの筋肉が緩み、全体的に下に引っ張られたようなだらしない顔貌になってしまいます。

幼少時から成長期にかけて常にお口が開いている状態が続いていると、お口まわりの筋肉やあごの骨の発達不全が起き、顔の歪みが生じて、歯並びに影響が出ることがあります。

さらに怖いのは、「アデノイド顔貌」になってしまうことです。アデノイド顔貌とは、鼻とのどの間にある咽頭扁桃（アデノイド）が肥大して鼻呼吸ができなくなり、常に口呼吸となった結果、「口元が前に出ている」「二重あごになりやすい」「丸みを帯びた顔になる」などの特徴が現れることです。

アデノイド顔貌は程度により歯列矯正で治せることもありますが、歯列矯正だけでは治せない場合は手術であごの骨を切り、あごの位置や角度を整える外科矯正が必要になります。

マスクをずっとし続けることには弊害もありますので、注意してください。

子供が口呼吸を続けていると顔立ちにも影響

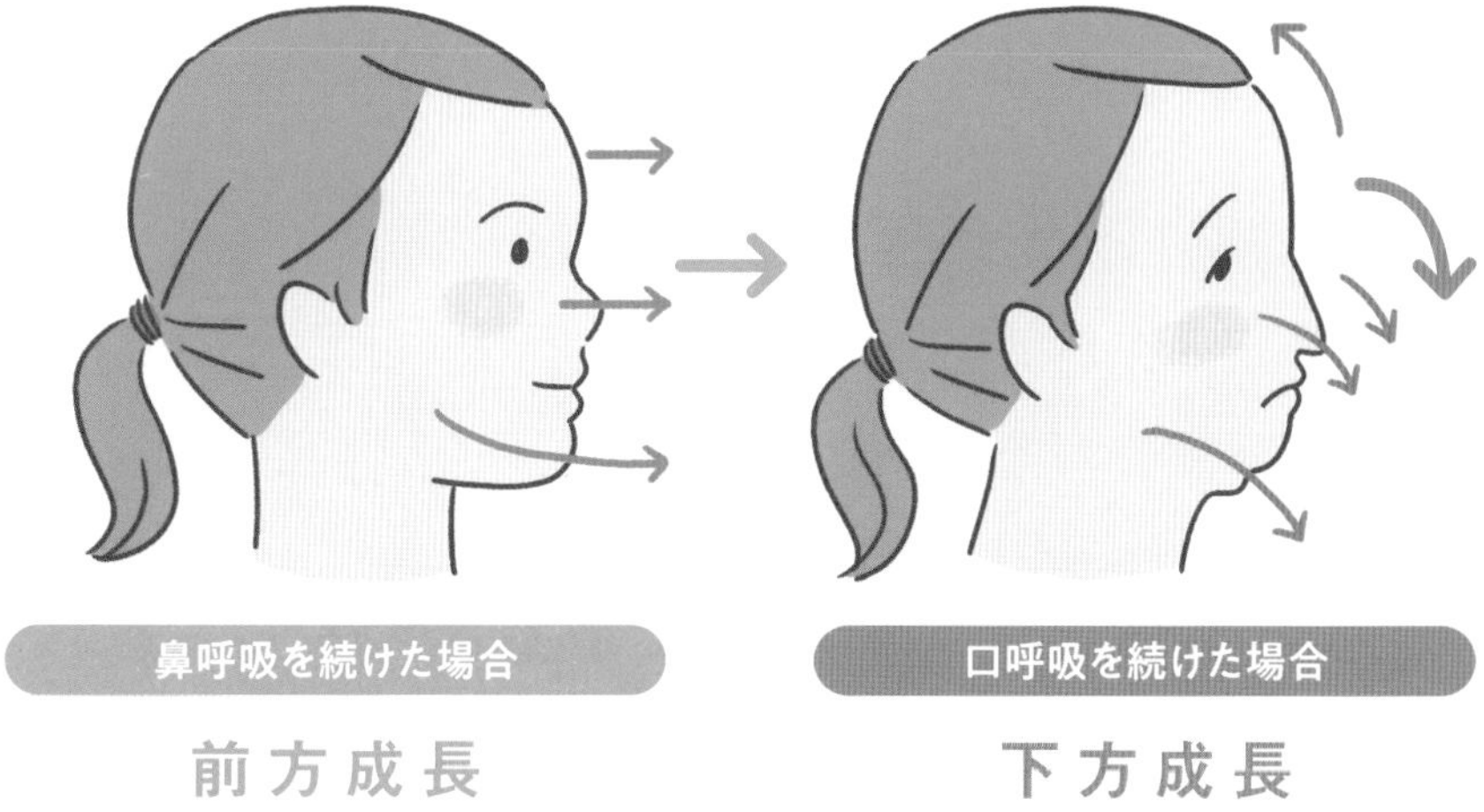

PART 4

もっと歯医者さんを活用しよう！

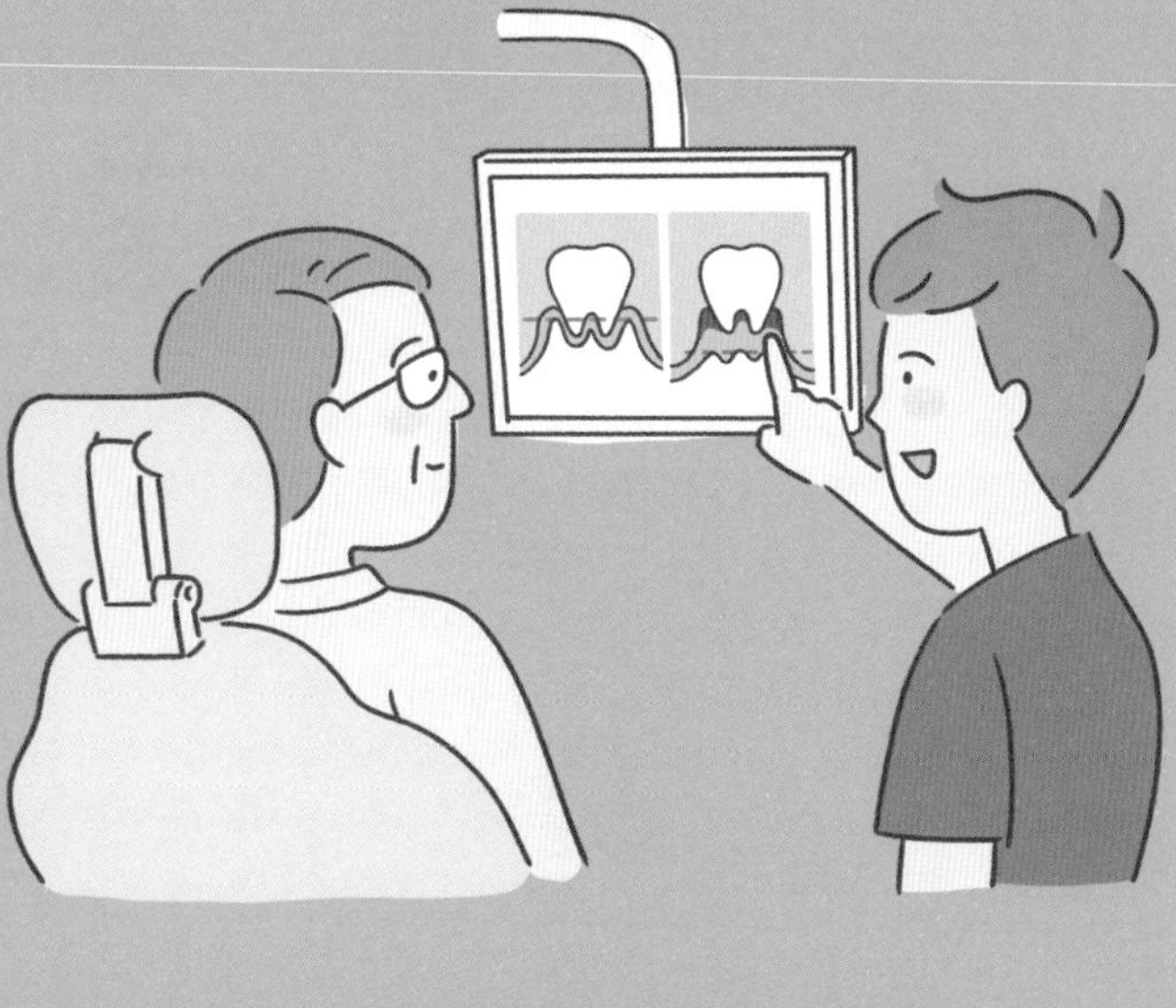

PART 4

44

歯の寿命はメンテナンスで大きく変わる

欧米と比べて低いメンテナンス受診率

高齢になっても、「できるだけ入れ歯にしたくない」「自分の歯で楽しく食事がしたい」と誰もが思っているはずです。しかしながら、日本人は80歳頃の平均残存歯数（残っている自分の歯の数）が15本程度で、スウェーデンの約20本と比べると5本も差があります。

この差に大きく影響しているのは、メンテナンスの受診率です。**スウェーデン人は80%以上が歯科医院でメンテナンスを受けているのに対して、日本人は10%以下しか受けていません。**

定期検診で歯の寿命が延びる

また、定期検診と残存歯数の関係を年代別に比較したデータがあります。これを見ると、80歳で歯が20本以上残っている人は、定期検診を受診していることがわかります。「ブラッシング指導は受けたが、必要なときだけ受診している人」「問題があるときだけ受診している人」は、加齢に伴い歯の本数が右肩下がりで減っています。

定期的なメンテナンスによって歯の寿命が延びることは、歯科医療の常識です。歯科医院を定期的に受診して、メンテナンスを受けることが大切です。

高齢になると歯の治療がしにくい？

日本では後期高齢者（75歳以上）の増加に伴い、移動が困難な方、寝たきりの方が増えています。歯のトラブルが起きても歯科医院に通うことができず、痛みを我慢されているケースも少なくありません。訪問歯科もありますが、クリニックで行う治療と比べて限界があります。機材の制限があるご自宅では、歯を削ったり、型取りをしたりする処置がより難しくなるからです。

30代になったらメンテナンスを！

歯の寿命を延ばすためには、悪くなったら治療を受ける「治療型」から、悪くなる前にメンテナンスをする「予防型」へシフトするべきです。メンテナンスは子供の頃から習慣にすることが一番ですが、**歯が抜け出す前の30代から受ける**ようにしましょう。

歯は治療して終わりではない

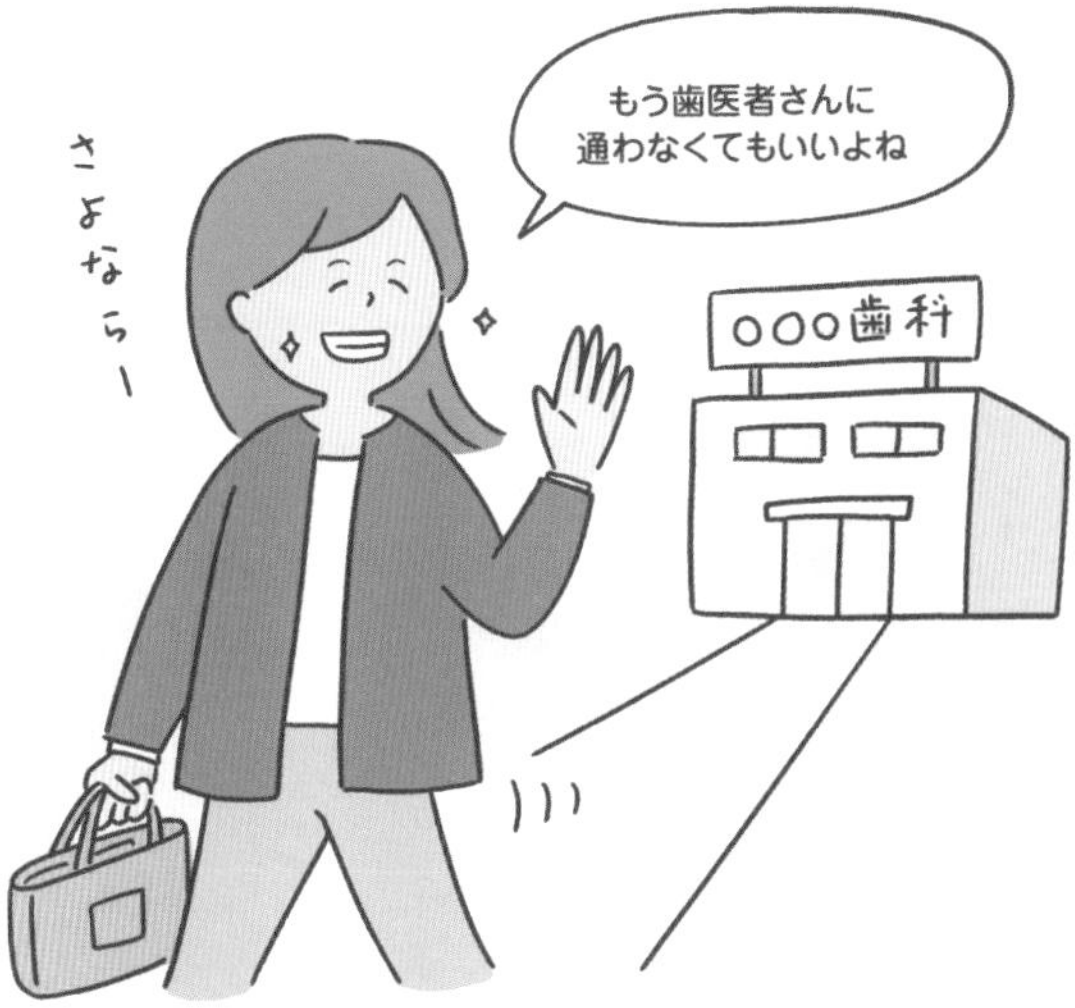
もう歯医者さんに
通わなくてもいいよね
さよなら～
○○○歯科

定期検診と残存歯数の関係

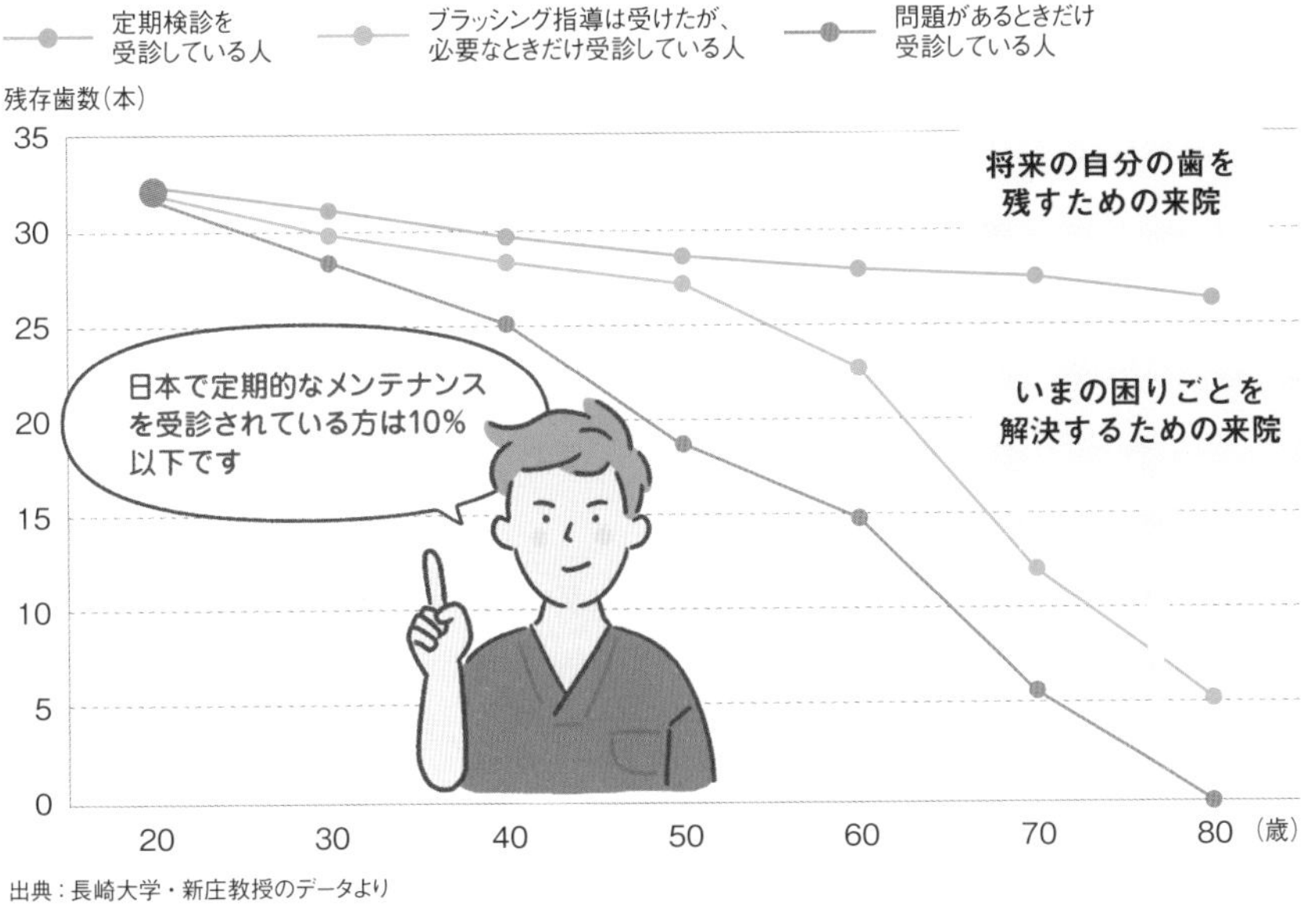

出典：長崎大学・新庄教授のデータより

45

メンテナンスは3か月に1回が目安

トラブルは小さなうちに発見する

ほとんどの方は、「痛みが出た」「歯が欠けた」「詰め物が外れた」「歯ぐきが腫れた」といった症状が出たときに歯のトラブルに気づきます。症状が現れるということは、歯の状態が悪化している証拠です。

もちろん、治療はできますが、虫歯は進めば進むほど治療期間や歯のダメージが増えます。場合によっては神経を取る、抜歯をすることも少なくありません。**メンテナンスのよいところは定期的に受けることで、大きな問題になる前に発見できたり、再発率を減らせることです。**

歯の寿命をのばす会が実施したアンケート調査「歯医者さん300人に聞いた歯の常識」で「理想的なメンテナンスの頻度は？」と質問したところ、8割以上の歯科医院が「3か月に1回」と回答しました。その理由としては、「歯周病菌が元の状態に戻るのが3～4か月」「歯石

歯医者さん300人に聞いた歯の常識⑩ 理想的なメンテナンスの頻度は?

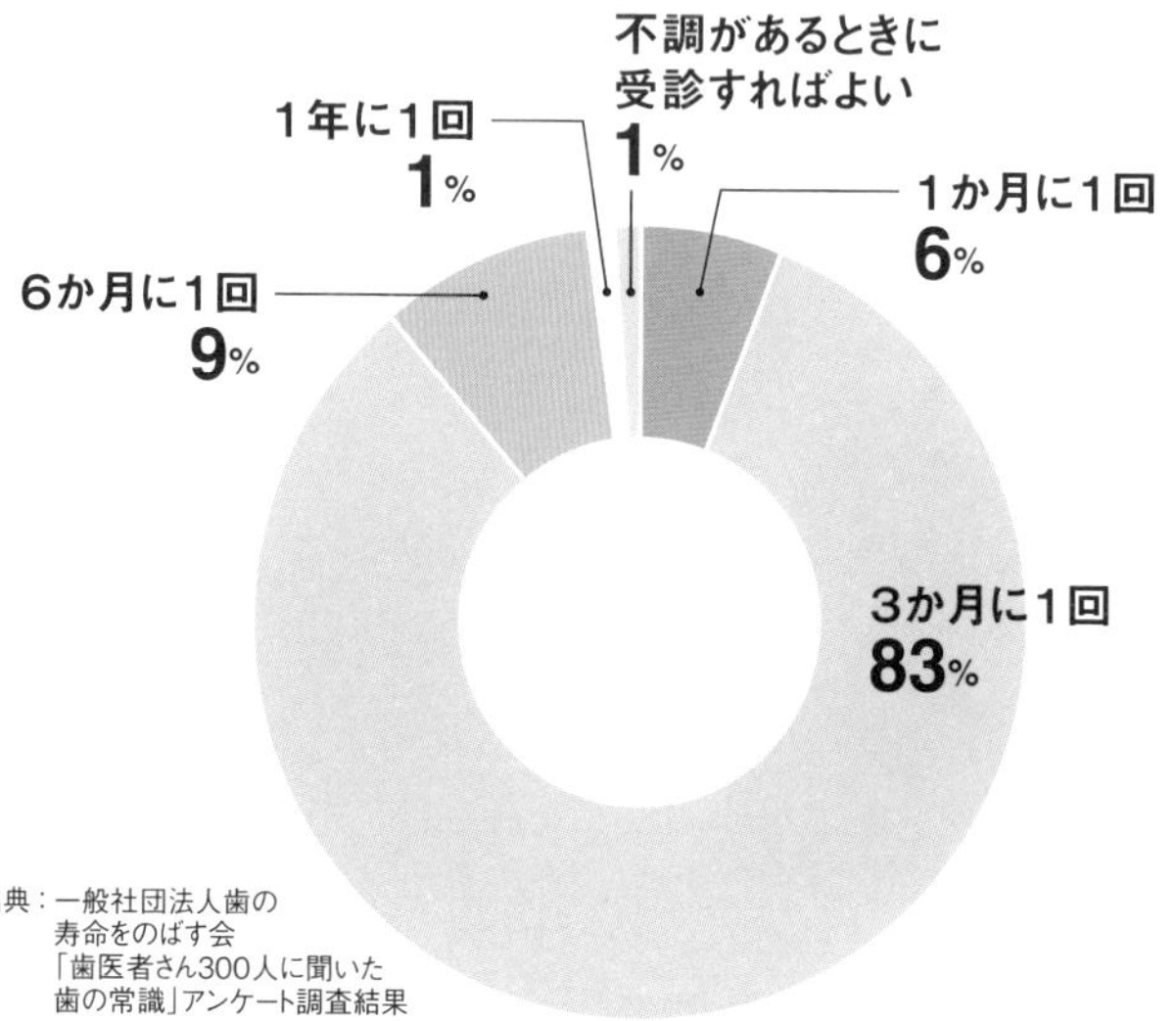

出典：一般社団法人歯の寿命をのばす会「歯医者さん300人に聞いた歯の常識」アンケート調査結果

が多くなるタイミングであり、虫歯は小さいうちに見つけて治したい」「歯を長く残せるエビデンスがある」といった声が寄せられています。

メンテナンスでは具体的に何をするの？

では、メンテナンスでは具体的に何をするのでしょうか。まず、水を出しながら振動する「超音波スケーラー」という機械を使い、歯にこびり付いた歯石や歯垢（プラーク）を取り除きます。その後、ブラシやゴムなどで歯をキレイに研磨して、歯に汚れが付きにくくします。

もしも、初期の虫歯を発見したら、すぐに削るのではなく、フッ素を塗布します。フッ素を塗布して歯をしっかり磨くことで元に戻ることがあるからです。

また、虫歯だけでなく噛み合わせのバランスもチェックします。噛み合わせは自分でも気づかないうちに少しずつ変化していて、20歳時点と60歳時点で同じ噛み合わせの人はいません。

噛み合わせのバランスが崩れ、特定の歯に負担がかかると、突然歯が折れて抜歯になりやすくなります。定期的に噛み合わせをチェックすることは非常に重要なことです。

メンテナンスで行うこと

1. 歯石や歯垢（プラーク）の除去
2. 表面の研磨
3. 虫歯や歯周病のチェック
4. 虫歯予防のフッ素塗布

※基本的に着色除去はメンテナンスに含まれません

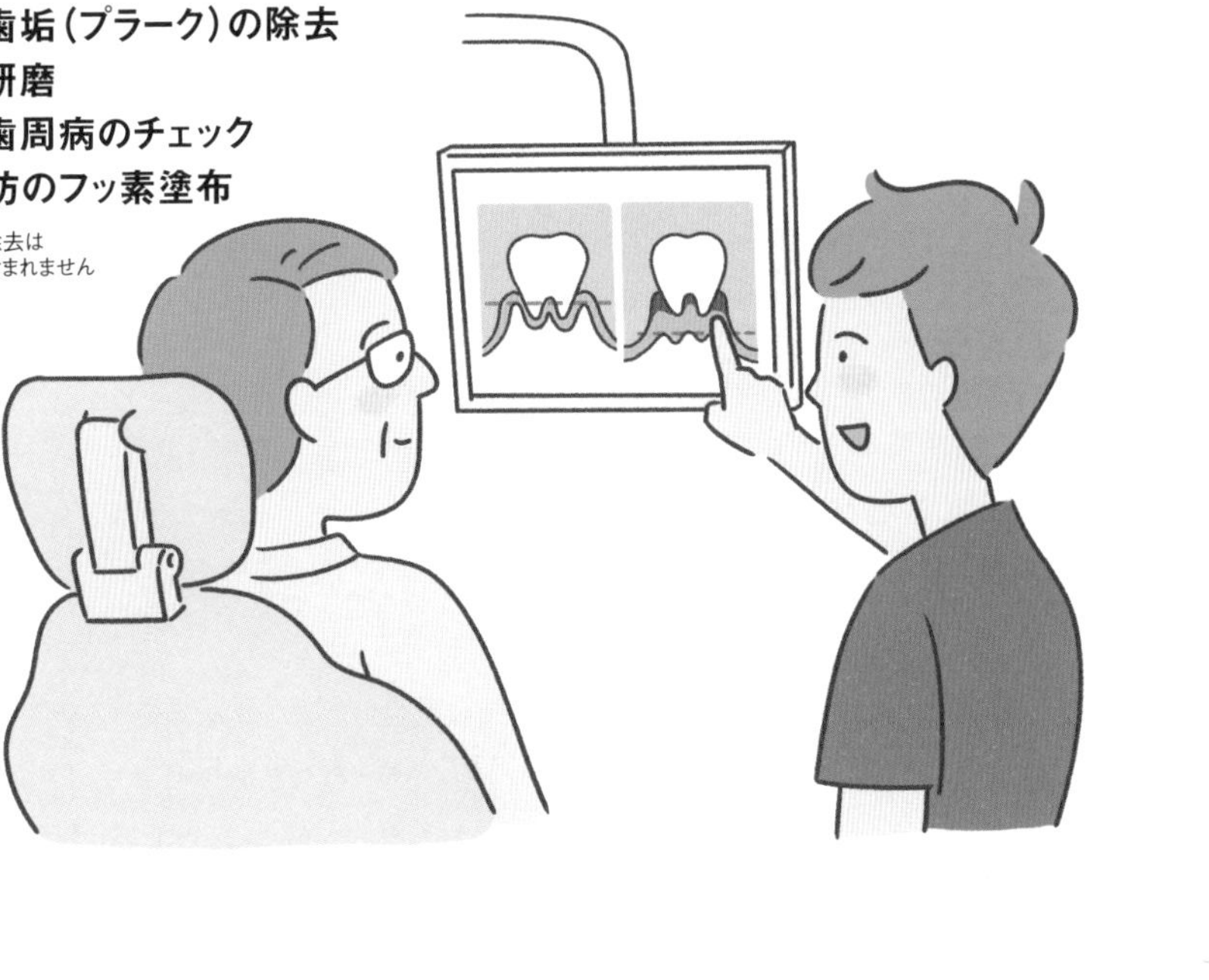

PART 4

46

信頼できる歯科医院の見分け方

歯科医院を選ぶときのポイント

歯科治療に対して、「どうして痛みが残るのか」「なぜ1回で終わらないのか」「どうして抜歯が必要なのか」「治療費は妥当なのか」など、不安や疑問を感じたことが1度はあると思います。

にもかかわらず、「あと5回はかかります」「多少の痛みは我慢してください」と結論や指示だけ伝えられても理由がわからず、しっかり治したかった気持ちが萎えてしまうかもしれません。歯科医院との根本的な相性の良し悪しはあるにしても、できるだけ気持ちよく治療やメンテナンスを受けたいですよね。

過去に嫌な経験をしたことがある方は、歯科医院選びに迷われると思います。では、歯科医院をどのように選べばいいのでしょうか。

歯の寿命をのばす会が実施したアンケート調査「歯医

信頼できる歯科医院を見分けるポイント

❶丁寧に説明してくれる

ご自身の歯のことをしっかり知らないと歯を長く残せません。資料や動画を使ってわかりやすく説明してくれるのは信頼できる証です。

❷歯周病の検査と治療を提案してくれる

歯を失う原因の約50%は歯周病です。痛みなく歯周病が進行している人がほとんどなので、歯周病の検査や治療を提案してくれるのは非常に大切なことです。

❸治療時に拡大鏡を使用している

歯は細かく精密な治療が求められます。拡大鏡やマイクロスコープなどを使って治療している先生は、治療の質を高めようとしています。

❹衛生管理を徹底している

衛生管理は感染対策の基本です。きちんと滅菌処理をしている歯科医院はホームページで「衛生管理を徹底している」と表記していることもあります。

❺学会や勉強会に参加している

学会や勉強会によく参加している先生は、最新の知識や技術を学び、よりよい医療を地域に提供しようとしている証です。

者さん300人に聞いた歯の常識」で「歯科医院は何を基準に選ぶべきですか？」と質問したところ、「丁寧な説明をしてくれる」「治療の選択肢をしっかり教えてくれる」「歯科医師の人柄」といった回答が上位にきました。治療の質は患者さんからはわかりにくいため、患者さんの将来のことを考えてしっかり説明してくれるなどが歯科医院選びで重要だと言えるでしょう。

何を重視していますか？

歯科医院を選ぶときのポイントには、**「治療の質」「しっかりとした説明」「感じのよさ」「清潔度や新しさ」「利便性」**などがあります。これらをすべて高水準で満たす歯科医院は少ないため、まずは**自分が何を重視するかを考える**必要があります。

また、よさそうな歯科医院が見つかったら、最初の予約は電話がおすすめです。ウェブ予約のほうが楽ではありますが、直接電話をしてみてください。なぜなら、働いている人の雰囲気が少し感じられるからです。

信頼できる歯科医院を見分けるポイントをまとめました。ぜひ参考にしてください。

歯医者さん300人に聞いた歯の常識⑪
歯科医院は何を基準に選ぶべきですか？

※複数回答（上位3つを選択）

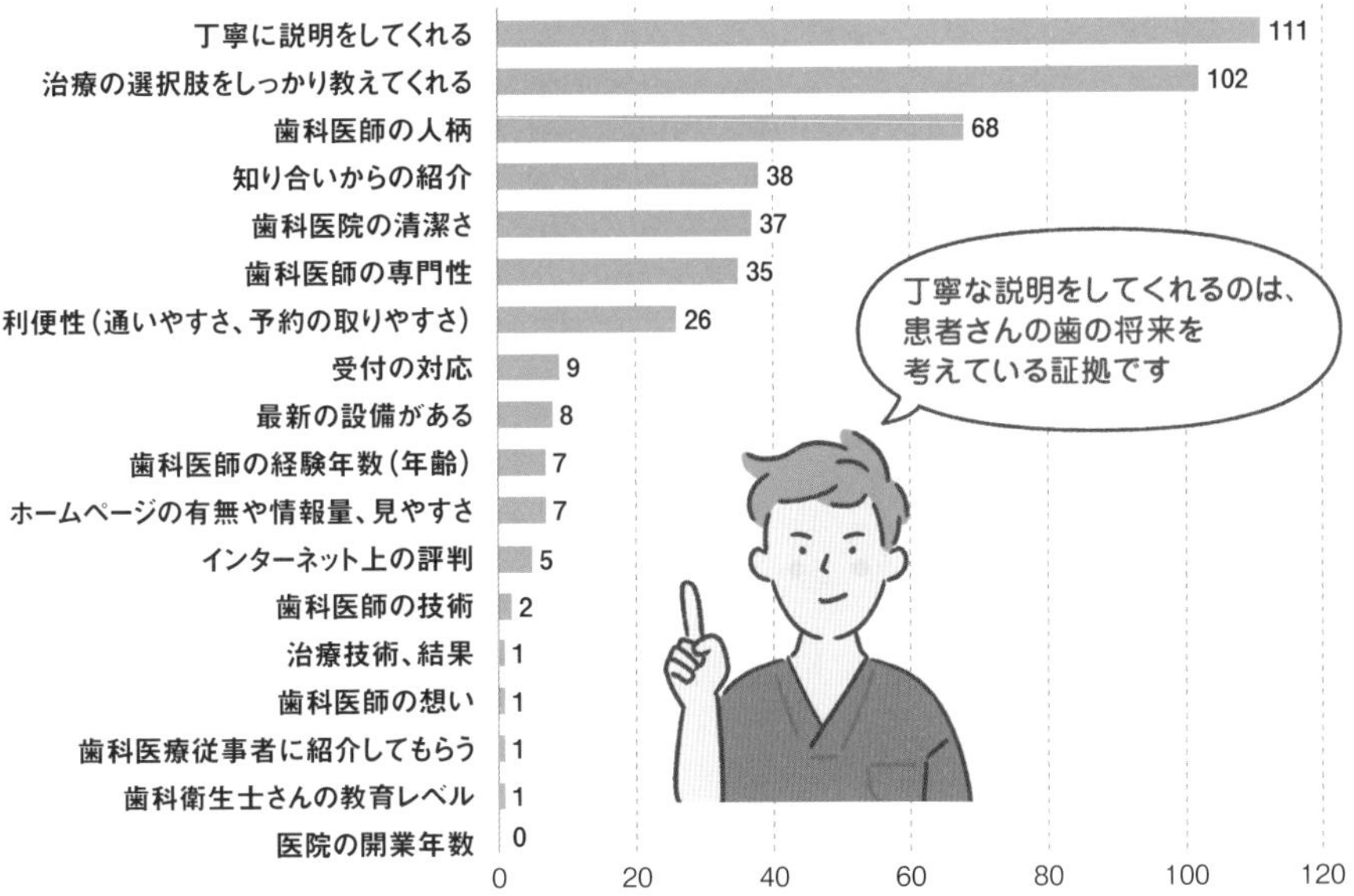

出典：一般社団法人歯の寿命をのばす会「歯医者さん300人に聞いた歯の常識」アンケート調査結果

PART 4

47

歯はホワイトニングでどれだけ白くなるの？

芸能人の歯と自分の歯を比べてみよう

永久歯は、生えたときは白くキレイな状態です。なぜ、それが徐々に黄ばむかというと、加齢とともに歯のエナメル質が削れて薄くなり、象牙質（歯の内部にある黄みを帯びている部分）がさらに黄ばんで、それが透けて見えるからです。

また、歯は色が濃い飲み物（コーヒー、ワインなど）や食べ物の色素により着色もしていきます。これはコップに茶渋などが付くのと同じ原理です。

自分の歯の白さは、「シェードガイド」という歯の見本と比べるとわかります。歯の色は、微妙な色味の違いや白さのレベルが人によって異なってきます。

日本人の平均的な色は「Ａ３～３・５」です。一般の人で「歯がキレイ」「歯が白い」と思われる白さは、一段階上がる「Ａ１～２」です。芸能人の白い歯はセラミックのかぶせ物をしているケースが多いので、自然な白さを超えた歯の色になっています。シェードガイドでは「Ｗ１～２」にあたります。

シェードガイドは、Ａｍａｚｏｎなどのインターネット通販で購入することができます。

ホワイトニングで白くなるのはなぜ？

歯を白くしたい方は、ホワイトニングがオススメです。ホワイトニングの原理は、①歯の表面に付着した着色の除去、②歯の内部まで浸透した着色物の分解、③エナメル質の表面の結晶構造を変化させて、象牙質の色が浮き上がらないようにすることです。天然の歯が対象で、かぶせ物をしている歯は白く変化しません。

また、ハブラシだけでは、歯の表面の着色を少ししか取り除くことができません。「ホワイトニング歯磨き粉」と謳っている歯磨き粉も基本的には、歯に付いた着色の除去だけとなります。つまり、**表面だけで根本的には白くなっていないのです。**

特に注意してほしいのは、研磨剤が多く含まれている歯磨き粉で強く磨くと、歯の表面が傷ついて、食べ物や着色料の色が付きやすい状態になってしまうことです。

ホワイトニングには3つの方法がある

ホワイトニングには「ホーム」「オフィス」「デュアル」の3つの方法があります。それぞれの違いはイラストの通りです。

ホワイトニングには、基本的に年齢制限はありません。白い歯はよい印象を与えるので、気になる人はかかりつけの歯科医院に相談するとよいでしょう。

シェードガイドと比べると白さのレベルがわかる

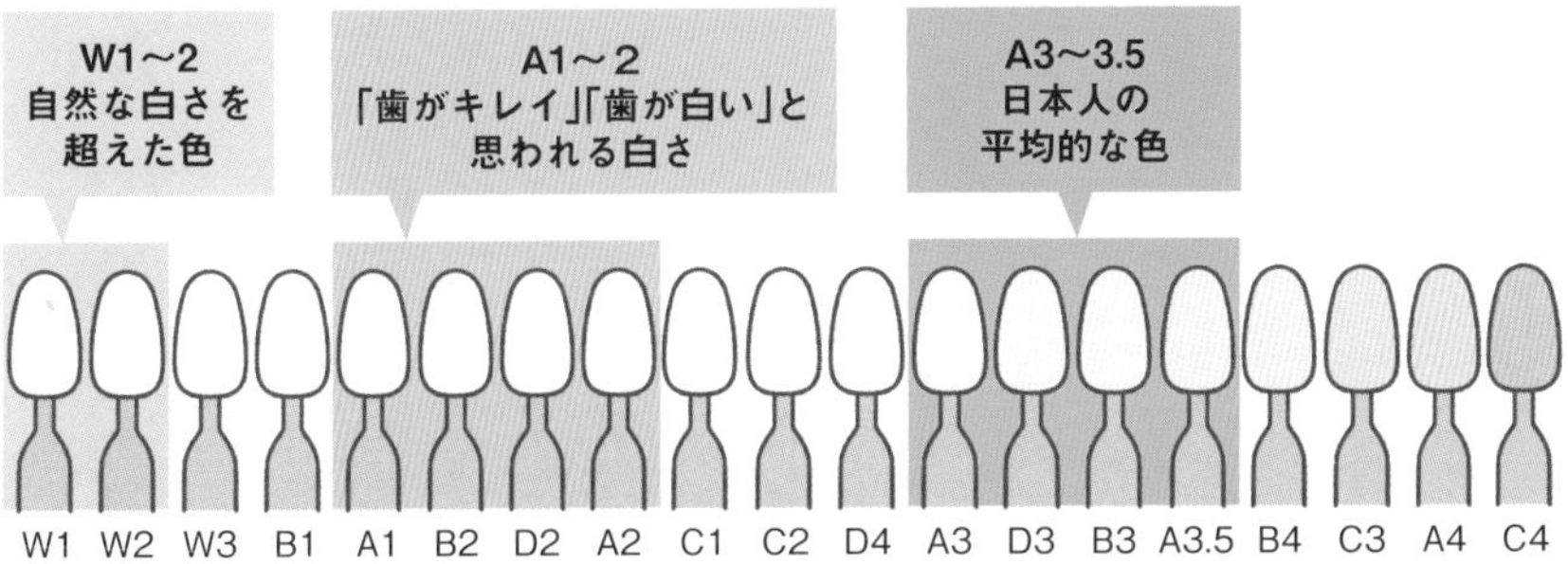

ホワイトニングの方法

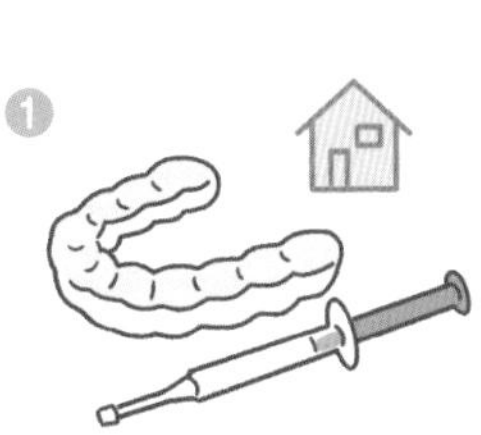

ホームホワイトニング

お口に合った専用の
トレーをつくり、
そのトレーに薬液を入れて
自宅で行うホワイトニング

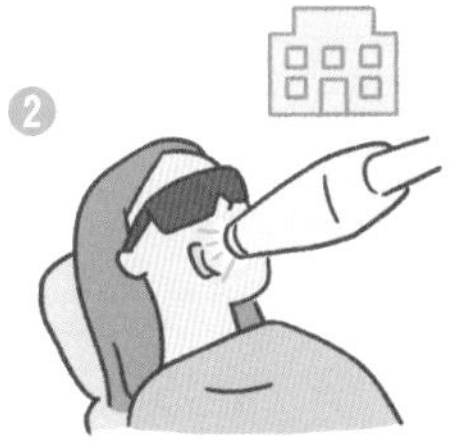

オフィスホワイトニング

薬液と特殊なライトを
当てて行う
ホワイトニング。
歯科医院で行います

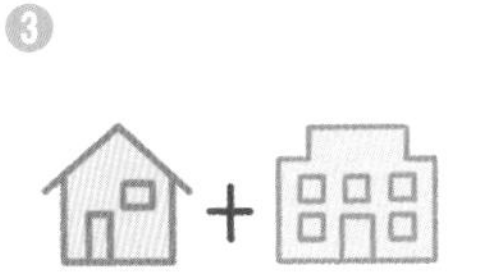

デュアルホワイトニング

ホーム＋オフィスの
両方を併用して行う
ホワイトニング

PART 4

48

白いだけじゃないセラミックの効果

セラミックとCADCAM冠の違い

セラミックは、虫歯治療で歯を削った部分に詰めたり、被せたりするときに使う陶器のことです。銀歯と違って金属アレルギーの心配もなく、天然の歯と同じように白く審美性が高いことから、選ぶ人が増えています。

ほかにも白い素材にはCADCAM冠があります。CADCAM冠とは、**素材を機械で削り出してつくったものです。プラスチックとセラミックを混ぜ合わせたものを使用することがほとんどで、一見すると、セラミックと同じように思えますが、同じ効果は期待できません。**プラスチックが入っているため、劣化しやすいのです。

セラミックは虫歯の再発率を減らす

プラスチックは吸水性があり、分子構造上、分解を起こしやすい素材です。これはプラスチック製のお弁当箱を想像していただくとわかりやすいと思います。プラスチック製のお弁当箱は、何回か使うと食べ物の色が付いたり、洗っても臭いが残ったりし、数年で劣化してしまいます。

それに対して、陶器のお皿は汚れが付きにくく、洗えばすぐに汚れが落ちます。強い力がかかって割れたりしなければ、何百年も劣化しないのが特徴です。

セラミックは一般的に審美性が高いというイメージが強いのですが、ほかにも、**①劣化がほとんど起こらない、②変形しにくい、③汚れが付きにくいといったメリットがあります。**つまり、セラミックは虫歯の再発率を減らす優れた材質なのです。

詰め物、かぶせ物にはそれぞれメリット・デメリットがありますので、かかりつけの歯科医師と相談して、自分に合ったものを選ぶようにしましょう。

✪ 銀歯からセラミックへ

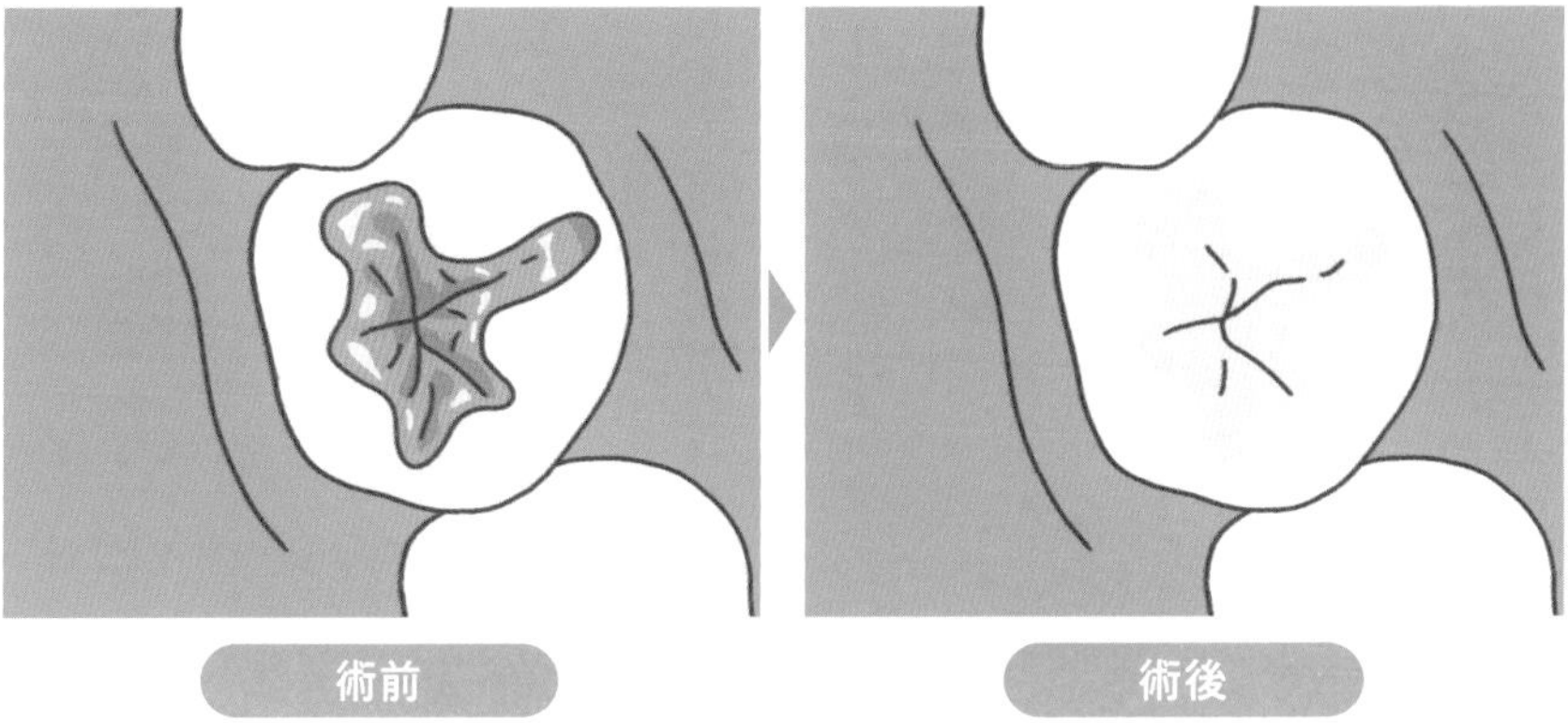

✪ セラミックとは陶器のこと

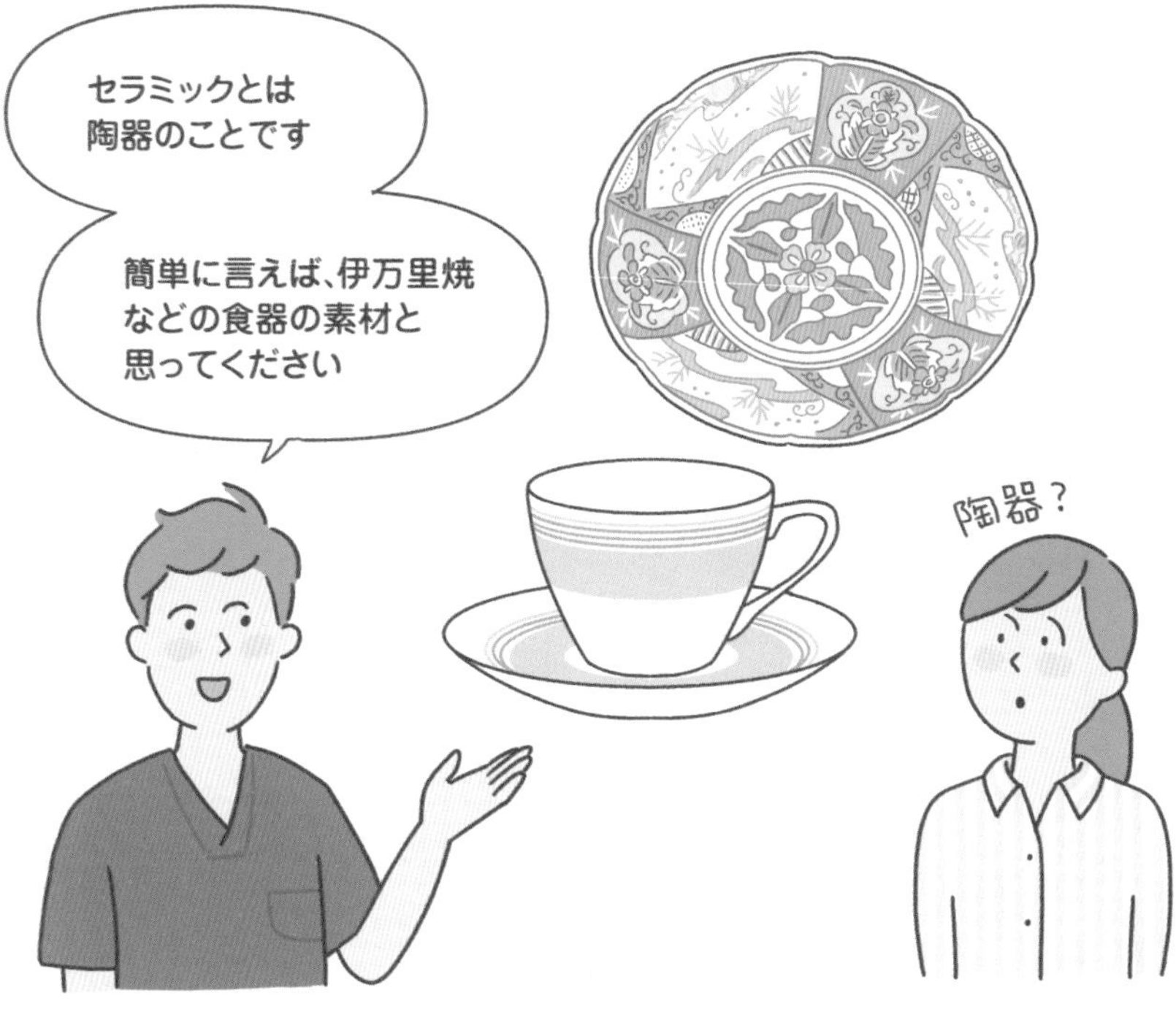
セラミックとは
陶器のことです
簡単に言えば、伊万里焼
などの食器の素材と
思ってください
陶器？

PART 4
49

歯の矯正治療は50歳を超えても大丈夫？

矯正治療を受けた成人の約2割は50代以上

「もう歳だから……」と、矯正治療をあきらめていませんか。矯正治療に年齢制限はなく、歯を支えているあごの骨や歯ぐきに問題がなければ、何歳になっても治療は可能です。**成人で矯正治療を受けている人の約2割は50代以上**というデータもあります。

矯正治療の種類

代表的な矯正治療の方法としては、「ワイヤー矯正」と「マウスピース矯正」があります。

ワイヤー矯正は、歯の表面に「ブラケット」と呼ばれる装置を貼り付けて動かしたい方向に適切な力をかけることで歯を移動させます。ブラケットは歯の表側（表側矯正）と裏側（裏側矯正）に貼り付けることができます。また、ブラケットの素材には金属だけでなく、目立ちにくいセラミックなどもあります。

ほかにも部分的に矯正するケースもあります。抜いた歯をそのまま放置して周囲の歯が傾いてしまった場合などに、1～2本分の歯並びを部分的に矯正します。また、状態によっては奥歯をいじらず、前歯だけ部分矯正することも可能です。

マウスピース矯正では、透明なマウスピース型の装置を使って歯を動かします。取り外し可能で、目立たず周囲に気づかれにくいのが特徴です。ただし、取り外しできるので、しっかり装着している時間を守らないと当然、歯並びは治っていきません。また、適応も限られます。

歯列矯正で歯が動くのはなぜ？

歯と歯槽骨の間には、「歯根膜」という組織があります。矯正により歯が引っ張られて負荷がかかると、歯が動く方向側の歯根膜は縮みます。縮んだ歯根膜は元に戻ろうとして、骨を溶かす細胞（破骨細胞）の働きで、動く方向側の骨を溶かします。

一方、反対側の伸びた歯根膜は元の厚さに戻ろうとして、骨をつくる細胞（骨芽細胞）の働きで、反対側の骨が増えていきます。

骨を溶かす働きと骨をつくる働きで、歯根膜が元の厚さに戻ります。これが繰り返されることで歯が少しずつ動いていきます。

歯並びは歯の寿命に影響する

歯並びを治すのは、**見た目の改善だけでなく、歯磨きがしやすくなったり、噛み合わせのバランスが整うというメリットがあります**。つまり、歯並びがキレイになることで、歯周病や虫歯の発生が抑えられて歯の寿命にプラスの影響があるのです。

もし、以前から歯並びで悩んでいるなら、もう50代だから、60代だからとあきらめず、歯科医師に相談するとよいでしょう。

✦ 矯正治療の種類

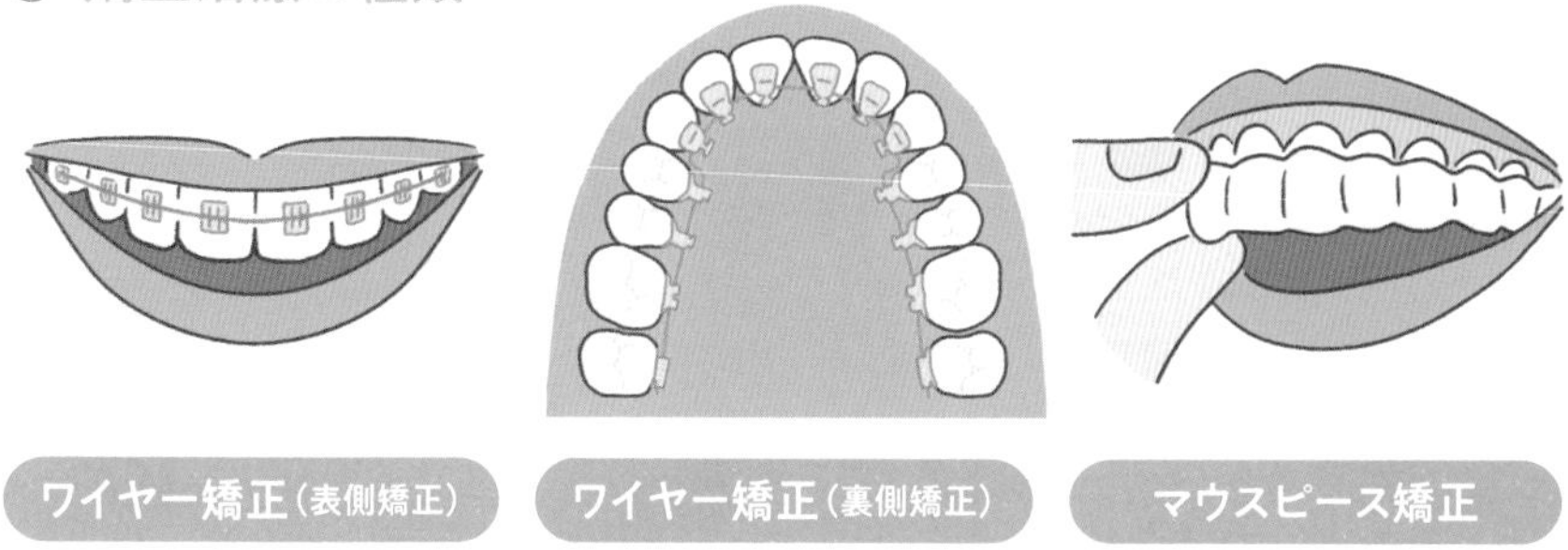

✦ 矯正治療で歯が動くしくみ

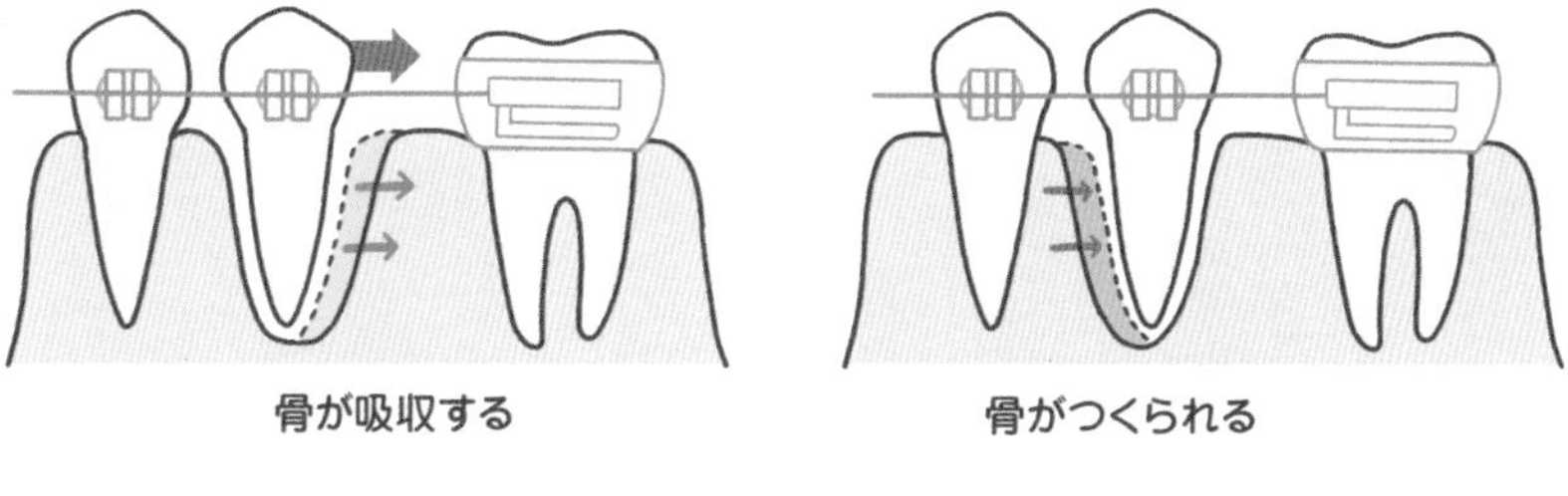

PART 4

50

歯の治療が1回で終わらないのはなぜ？

治癒を待たずに治療を進めると歯の寿命は減る

「忙しくて通院する時間がない」「通院が面倒だ」と思われる方は意外と多いのではないでしょうか。しかし、ほとんどの歯科治療は1回で終わらない理由があるのです。

たとえば、虫歯で銀歯のかぶせ物をする治療では、1回目で虫歯部分を削ってから型取りをして、2回目で銀歯を付けます。**1回で終わらないのは、削った歯に合わせて銀歯をオーダーメイドで制作しているからです。**銀歯の完成までには相応の期間がかかります。

また、虫歯が神経に近い場合は、神経を保護する薬を入れて、その後の症状の経過を診る必要があります。そのため、さらに1回分の治療が増えます。根の治療も、根の先の膿や出血が止まっているかを確認もせずに次の治療ステップに進めても治らず、すぐに再発してしまいます。治療に何回もかかるのは治癒を待つ期間などが必要で、患者さんの歯を長く残すためなのです。

噛み合わせのバランスとあごの疲労

噛み合わせは現在の歯の状態を基準に調整します。歯を何本も同時に治療すると、噛み合わせの基準がズレやすく、歯は入ったけど噛み合わせに違和感が出てしまうこともあります。そのため、ブロックごとに分けて複数回治療する必要があるのです。

治療の質を高める以外に、患者さんのあごが疲れてしまうという身体的な理由もあります。歯科治療は1回当たり長くても1時間程度がほとんどです。また、**治療に必要な麻酔も1度に何か所も打てば、麻酔の量が増えて体に悪影響です。**

どうしても早く治療を済ませたい方は、かかりつけの先生に相談すると無理のない範囲で、1日で同時にできる治療計画を立ててくれたりします。

歯のかぶせ物（銀歯）ができるまで

❶削った歯の型取りをする

虫歯を取ったあとに、
まず型取りをする

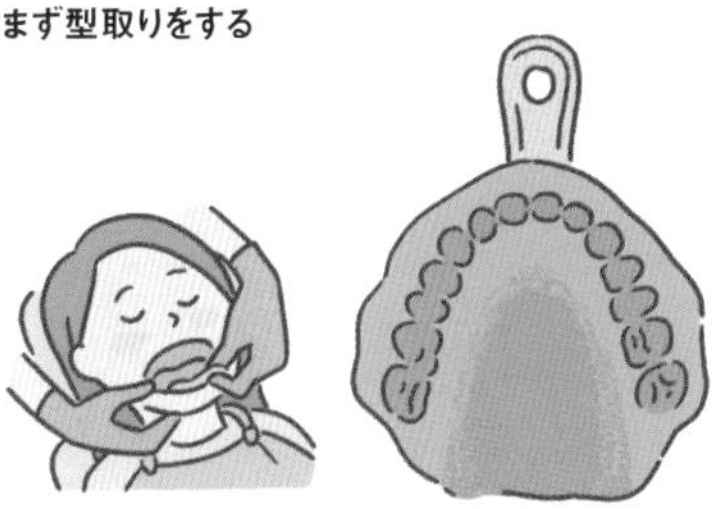

❷石こう模型をつくる

型に石こうを流し込み、模型をつくる。完成した模型を土台に載せて上下の噛み合わせがピッタリの位置に機械で固定する

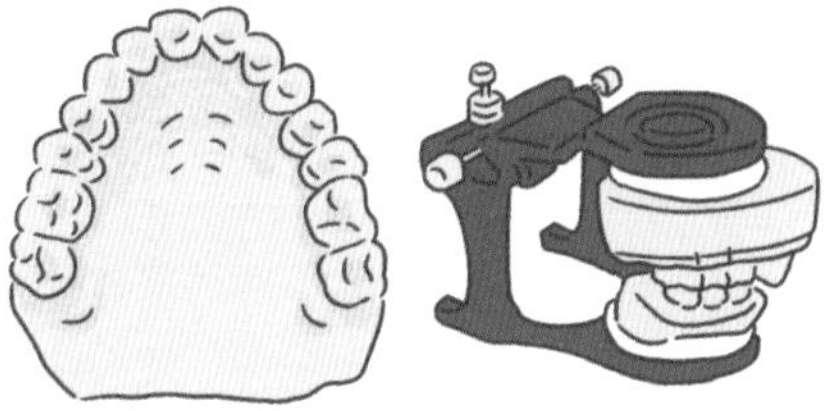

❸ロウで歯の形をつくる

模型から治療している歯の部分を切り出しておき、切り出した部分に合うようにロウの歯をつくる。形は手作業で丁寧に整える

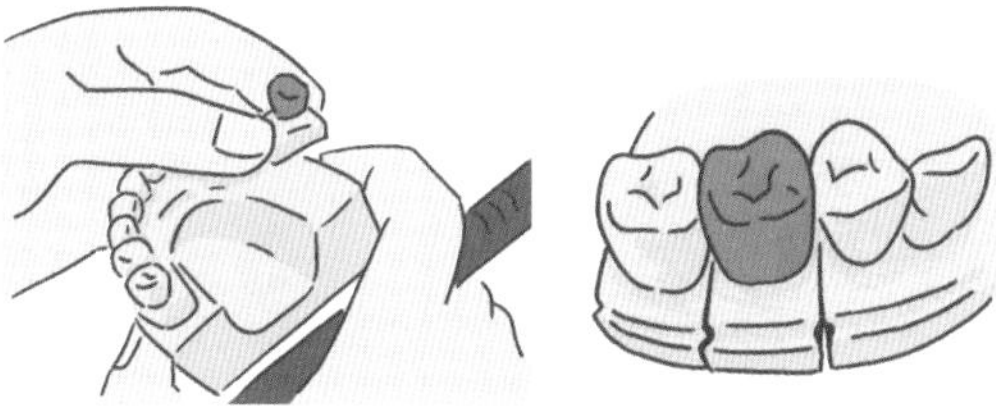

❹鋳型を制作する

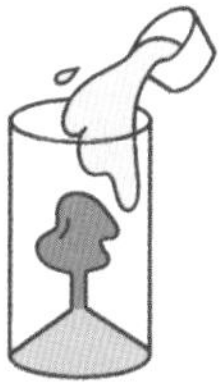

ロウでできた歯を筒に固定して埋没材を流し込む

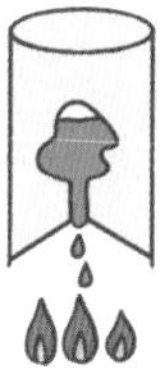

熱してロウを除去

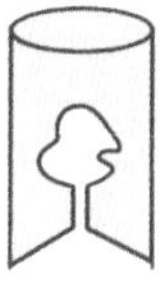

歯型の穴ができる

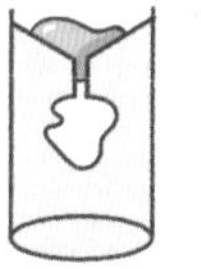

金属を流し入れる

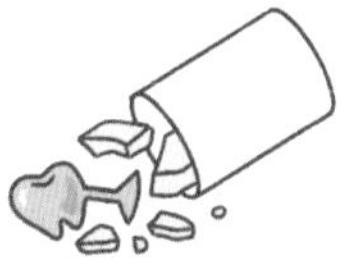

埋没材を除去すると銀歯ができる

❺鋳型でできた銀歯を調整する

模型上で隣の歯との距離、噛み合わせなどを何度も調整し、細部まで丁寧に磨いたら完成

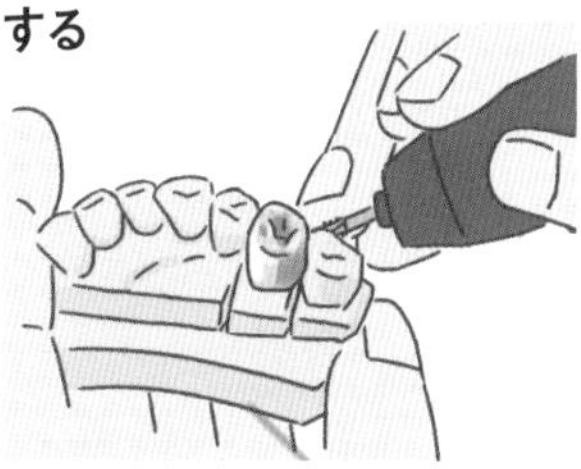

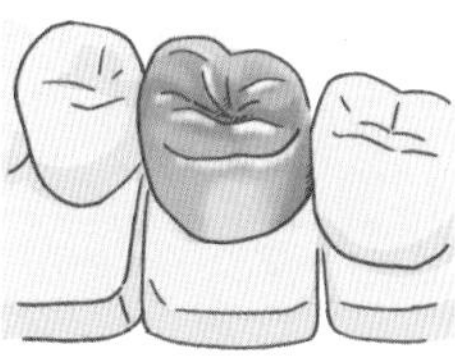

PART 4

51

お口をキレイにすると病気の回復が早い

歯周病と糖尿病の関係

近年、お口の状態と全身の健康の関係が注目されています。特に歯周病は、さまざまな全身疾患に影響を及ぼすことがわかってきました。代表的な例は糖尿病です。

糖尿病の人は高血糖によって歯を支える骨の吸収が促進されることから歯周病になりやすく、歯周病の治療をしても改善が難しくなります。逆の影響もあり、歯周病になると歯ぐきの炎症で血糖コントロールが悪化します。

お口の環境ケアで入院期間は短くなる

病気で入院して、退院するまでの期間の長さは、その病気の治療結果で決まります。ただ、それだけではなく、治療と同時にお口の環境をケアすることで、入院期間が短くなることがわかっています。

千葉大学医学部附属病院が実施した調査では、お口の環境をケアすることで、「消化器外科」「心臓血管外科」「小児科」「血液内科」など、8つの診療科で入院期間が10％以上も減ったことが示されました。

「国民皆歯科健診」が導入される？

お口の状態の悪化が全身の病気に影響を及ぼすことから、**国は国民に対して毎年の歯科定期健診を義務付ける「国民皆歯科健診」の導入を検討しています。**

多くの方は「痛みを感じた」「歯ぐきが腫れた」など、症状があってから歯科治療を受けます。しかし、痛みや問題を感じたときはかなり悪い状態になっていることが少なくありません。早期に治療するときと比べ、医療費がかかり、全身の健康にも悪影響を及ぼします。

健康寿命を延ばして医療費を減らすために、歯を守ることが大切です。その第一歩が歯科健診とメンテナンスを生活の中に取り入れることなのです。

歯周病と糖尿病の関係

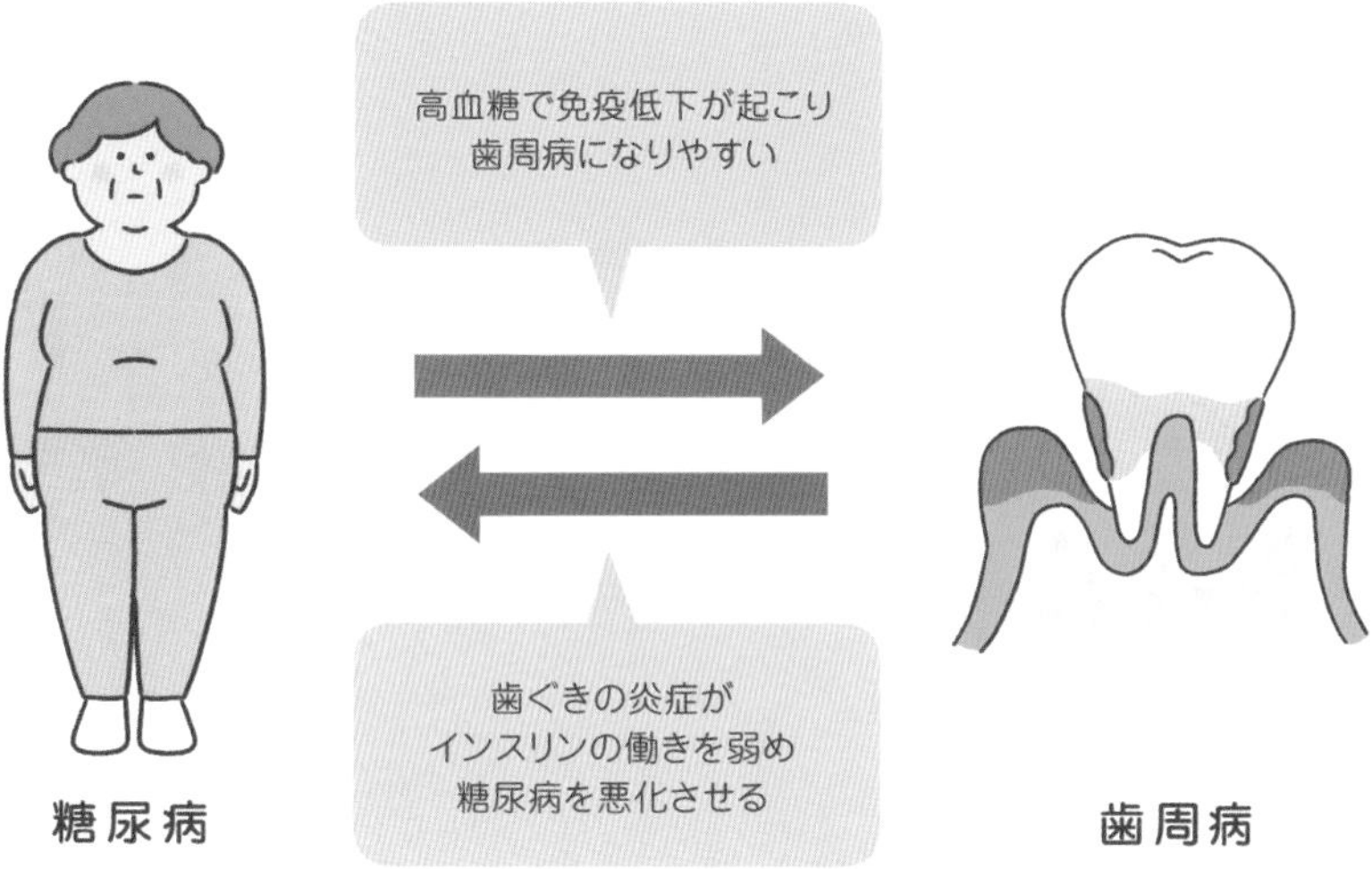

お口の環境ケアと入院期間の関係

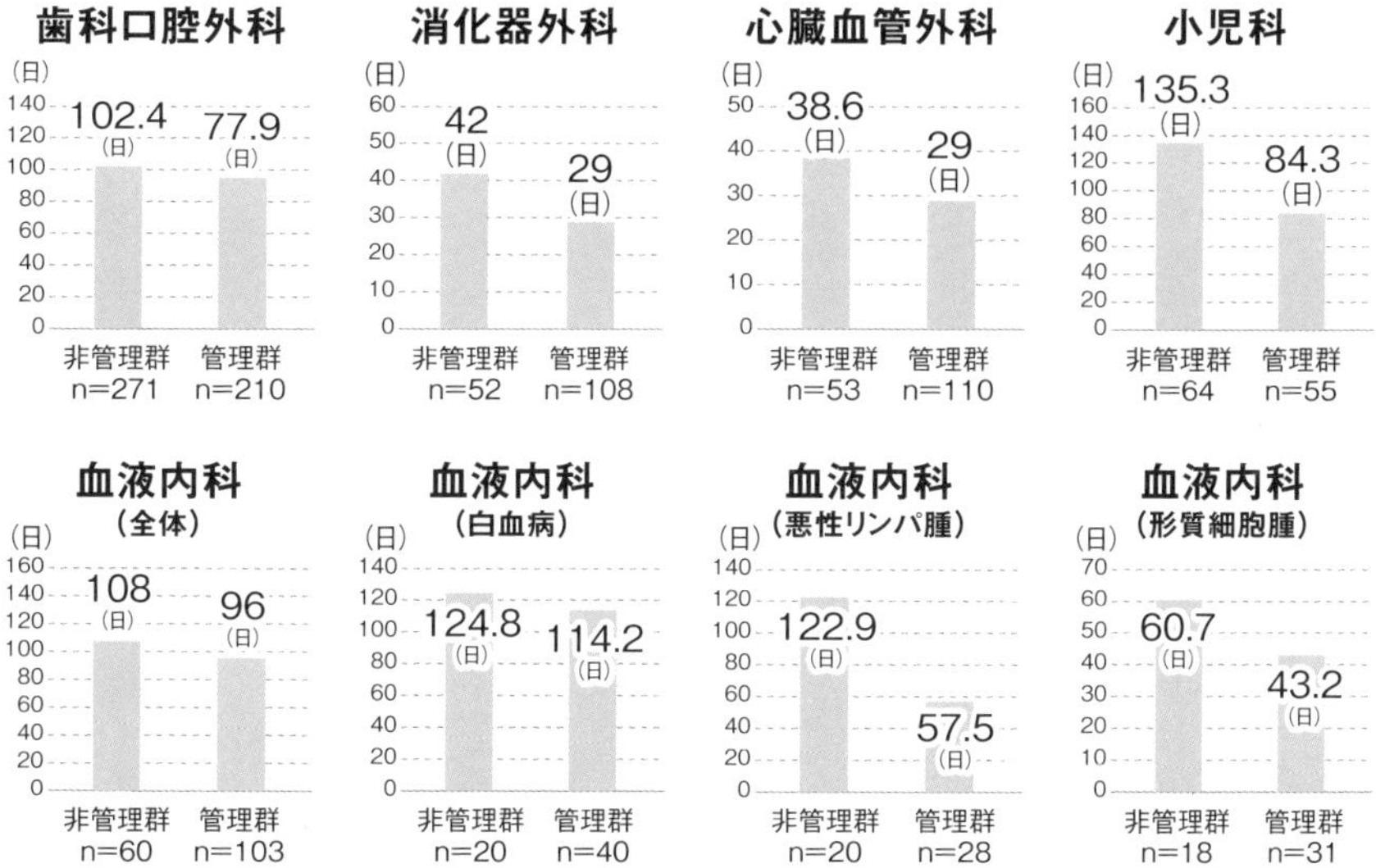

出典：中央社会保険医療協議会総会（第259回）専門委員提出資料

PART 4

52

口内環境の改善は感染症対策につながる

お口が清潔だとウイルスが侵入しにくい

お口は食べ物以外にも、病気の元となるウイルスや病原菌も入ってきやすい場所です。だからこそ、口の粘膜にはウイルスや花粉などの異物の侵入を防ぐ「粘膜免疫」があり、さまざまな感染症を防いでくれます。

粘膜免疫が正常に機能していれば問題はないのですが、お口の中が不衛生だと正常に機能せず、菌が増殖してウイルスに感染しやすくなります。

もともと歯周病菌の中には、たんぱく質を分解する酵素を放出する菌がいて、のどの粘膜を壊してしまいます。その結果、ウイルスが体内に侵入しやすくなります。

また、唾液の中に含まれる成分「IgA」は、細菌やウイルスと結合し、粘膜の付着を防ぐ働きがありますが、口内が汚れているとこの作用も弱まります。

口腔ケアはインフルエンザ対策につながる

口内環境と全身疾患の関連性は海外でも注目されていて、アメリカの研究では歯周病になっている人とそうではない人では、**歯周病になっている人のほうがインフルエンザへの感染率が2倍以上高くなっている**ことが確認されています。

また、要介護の高齢者に口腔ケアを行う実験では、**口腔ケアを行った6か月後、口腔細菌が減っていくのに伴ってインフルエンザの発症率が減少した**報告があります。これらは、お口の中の細菌が知らず知らずにのどの粘膜を壊していて、外部からの病原菌の侵入を手助けしているなどの影響によるものです。

お口の中を清潔に保つことは、虫歯や歯周病だけではなく、かぜやインフルエンザ対策にもつながります。

かぜのウイルスの侵入経路

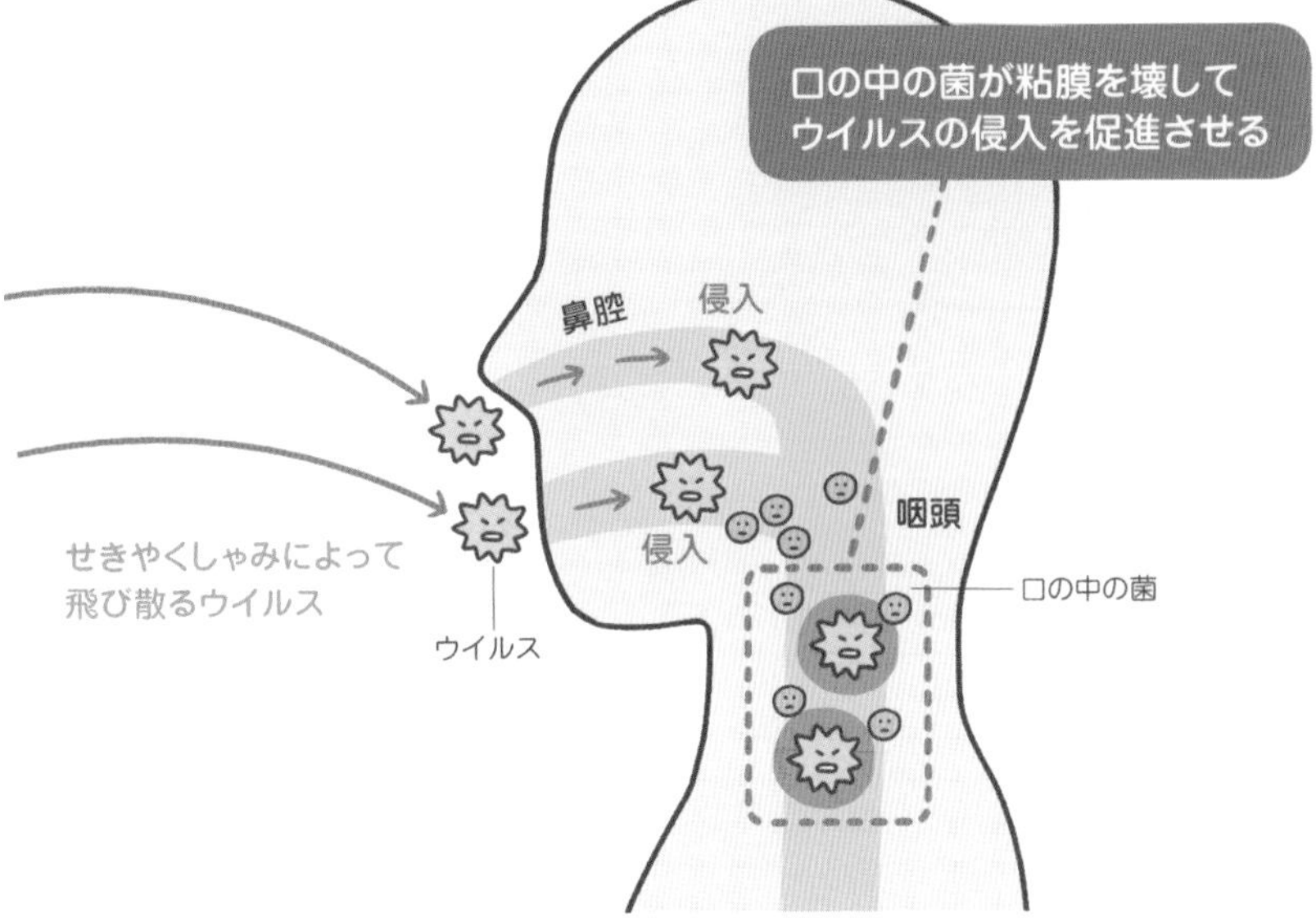

適切な口腔ケアでインフルエンザの発症率が10分の1に

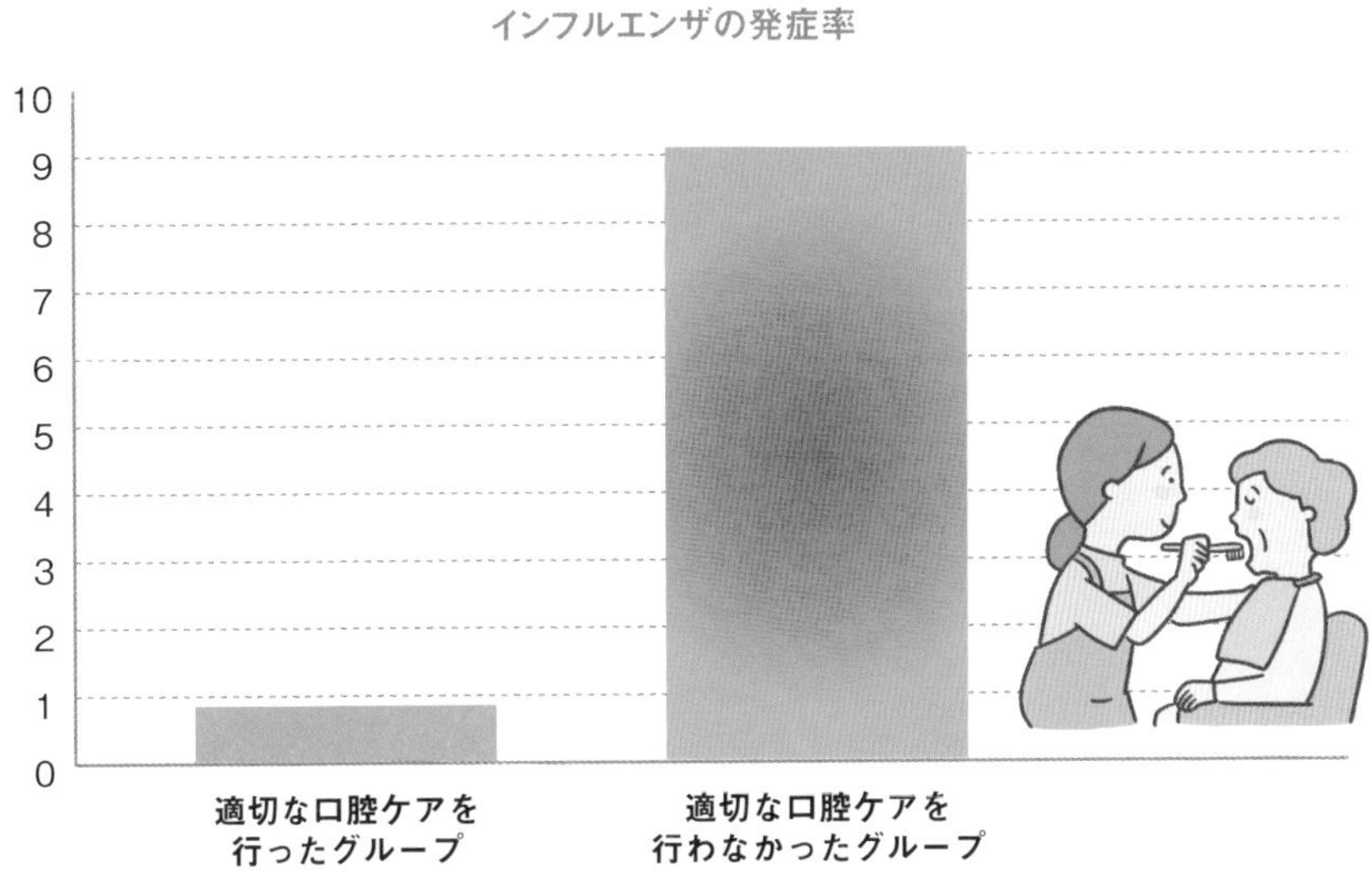

出典：日歯学会誌：Vol25, 27-33, 2006

PART 4

53

治療のトラブルを回避するために

治療費の総額を聞いておこう

インプラントや歯列矯正など、治療の種類によって治療費が高額になることがあります。そこで大切なのは、治療費の総額をしっかり聞いておくことです。

治療の途中で思っていた以上に治療費がかかると気づいても、終わりにすることもできず、トラブルになることがあります。**治療経過によって治療費が変わる場合は、「総額で〇〜〇万円くらい」など目安となる金額を教えてもらいましょう。**何か所も治療する歯があるケースなどは、見積もりを出してもらうのもひとつの手です。

また、自由診療では支払方法や支払時期も大切です。現金だけでなくカード払いやデンタルローンの利用はできるのか、最初に一括で支払うのか、分割が可能なのかを確認してください。また、医療費控除が適用になる治療かどうかも聞くとよいでしょう。

保証の有無を確認する

虫歯治療で使用する詰め物やかぶせ物には、保険適用外のセラミック、ジルコニアなどがあります。保険が効く銀歯と比べて高額ではありますが、自然な白さで審美性が高く、虫歯の再発率が低くなるなど、非常に優れた素材です。ただ、強い衝撃を受けると欠けたり、割れたりする可能性がゼロではありません。

そのため、歯科医院によっては保証制度を用意しているところがあります。**保証の有無やどういうケースで保証が効くのか、保証期間は何年なのかを事前に把握しておくとよいでしょう。**

セカンドオピニオンを検討する

治療に関する要望や気になることがあっても、担当の先生に直接は伝えにくいという人もいると思います。そんなときは、スタッフや受付に相談してください。スタッフや受付から担当の先生に伝えてくれます。

担当の先生が提案してくれた治療法や説明に疑問を感じたら、セカンドオピニオンで他院に相談するのも選択肢です。歯科医師とは治療後のメンテナンスも含めると長い付き合いになりますので、まずは納得できるかどうかが大切です。

事前に治療費の総額や保証の有無を確認する

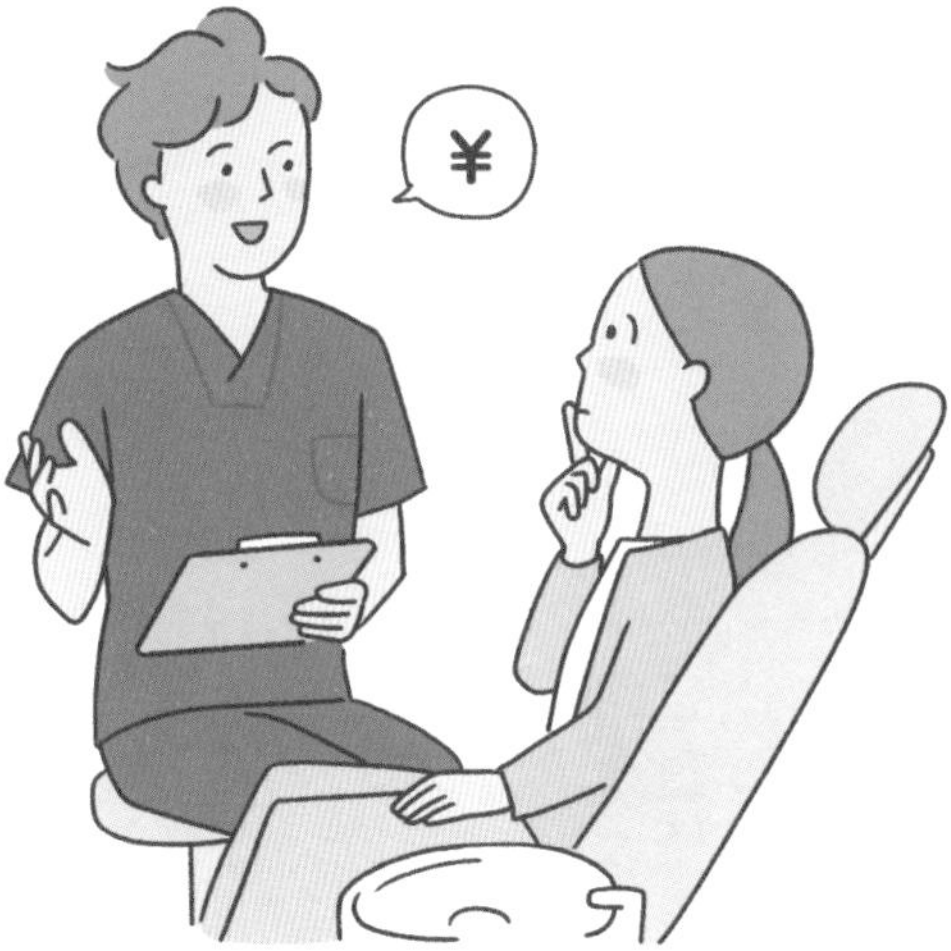

セカンドオピニオンの3つのメリット

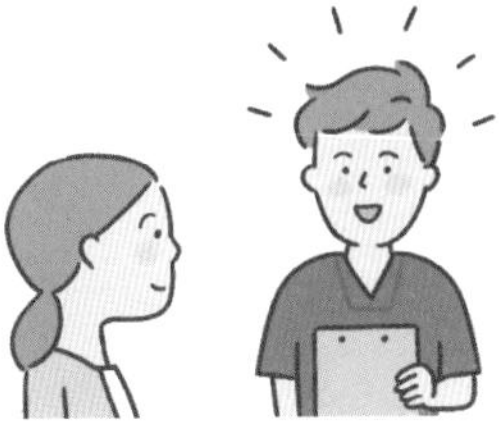

信頼できるか
会って確かめられる

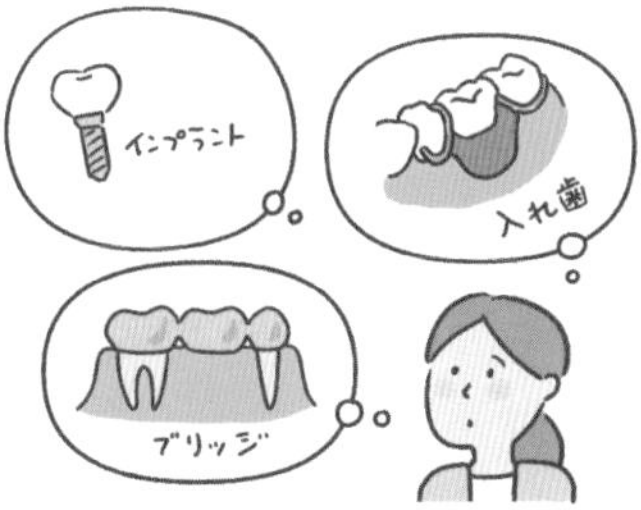

選択肢が広がる

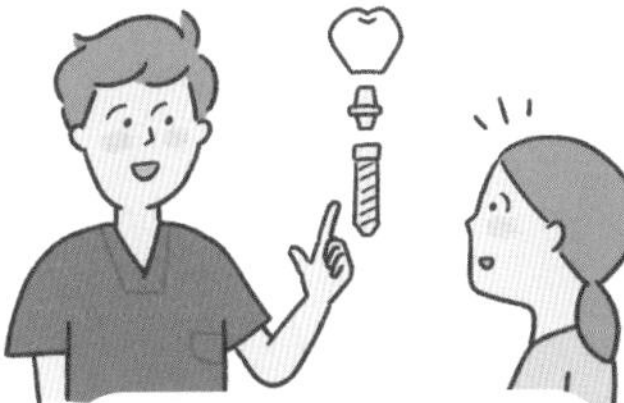

治療の理解が深まる
ことで安心できる

PART 4

54

お得な医療費控除を活用しよう

年間医療費が10万円以上なら確定申告を

医療費を一定額以上支払った場合に適用される医療費控除という制度があります。具体的には、**家族で1年間（1月1日から12月31日まで）に10万円以上、または確定申告をする方の総所得金額の5％以上**の金額を医療費として支払っていれば、確定申告によって納めた税金の一部（上限金額は200万円）が戻ってきます。

医療費控除の対象となるのは、医科および歯科の医療機関を受診したときの保険治療の自己負担分、インプラントやセラミックなどの保険外治療費（自由診療）、医療機関への交通費、医薬品の購入費などです。**ハブラシや歯磨き粉などの物品購入費は対象になりません。**

医療費控除を利用するには、最寄りの税務署へ必要書類を提出し、確定申告をする必要があります。その際、「医療費の領収書（原本）」や保険者から送付される「医療費のお知らせ」が必要となりますので、必ず保管するようにしてください。

どのくらいのお金が戻ってくるの？

医療費控除額は図で示した計算式で算出されます。具体的な金額をシミュレーションすると、ケース①では41万2500円、ケース②では19万5000円です。

インプラントやセラミックなどの保険外治療を受けたときに医療費控除を活用すると還付金としてお金が戻ってくるので、**保険外治療などが実質的に割引になっている**のと同じです。ぜひ活用してください。

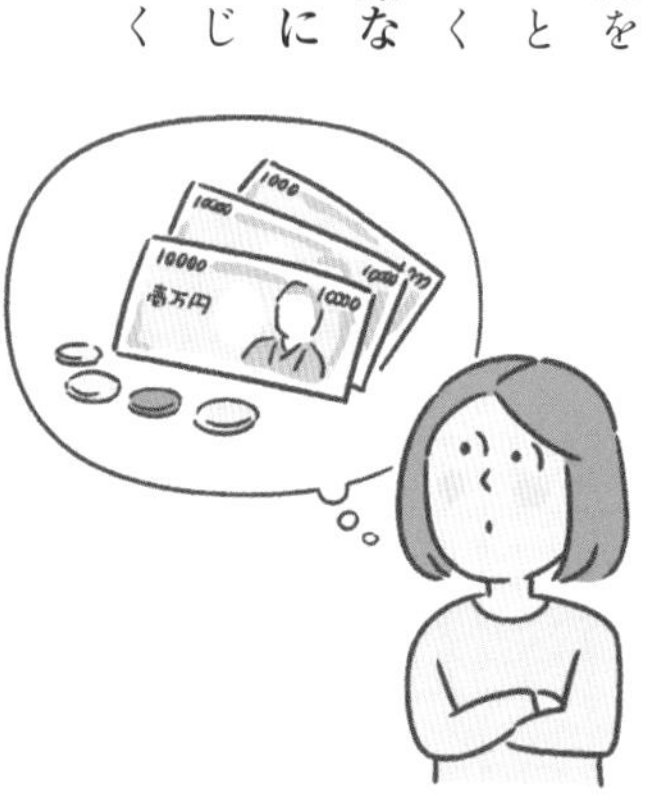

✦ 医療費控除額の計算式

1年間で支払った医療費の総額 － 保険金などで補われる金額 － 10万円または総所得金額の5%（どちらか少ないほう） ＝ 医療費控除額

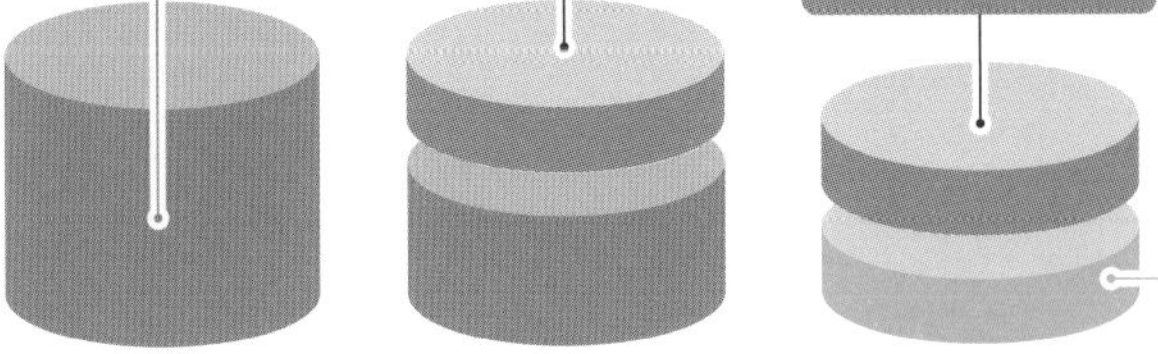

【留意点❶】
保険金などで補われる金額とは、社会保険から支給される療養費、生命保険から支払われる医療保険支払いや入院給付金、出産育児一時金などです。

医療費控除で戻る金額は?

					戻ってくる税額
所得税	医療費控除額	×	課税所得金額に応じた所得税率	＝	所得税の還付金
住民税	医療費控除額	×	一律10%	＝	住民税の軽減額

【留意点❷】
医療費控除を申告される方の課税所得金額により、軽減される税額が異なります。2023年度の主な課税所得金額別の所得税率は右の通りです。

●330万円超～695万円未満：20%
●695万円超～900万円未満：23%
●900万円超～1,800万円未満：33%

どれくらいお金が戻ってくるの?（課税所得金額別の目安）

課税総所得金額	医療費の総額（1年分）			
	50万円	100万円	150万円	200万円
250万円	80,000円	180,000円	280,000円	380,000円
500万円	120,000円	270,000円	420,000円	570,000円
750万円	132,000円	297,000円	462,000円	627,000円
1,000万円	172,000円	387,000円	602,000円	817,000円
2,000万円	200,000円	450,000円	700,000円	950,000円

※この表の戻ってくる税額は、所得控除が基礎控除（38万円）のみ受けているものとして計算しています。保険金などで補われる金額がない場合の計算です。所得税の還付金と住民税の軽減額を合算した金額です。

✦ 医療費控除シミュレーション

ケース① 課税総所得金額800万円
医療費135万円

夫：インプラント 120万円
子・妻・子：入院・手術費 15万円

（医療費135万円）－（10万円）

医療費控除額 125万円 × 所得税＋住民税率 33% ＝ 戻ってくる税額 41万2,500円

41万2,500円戻ってきます

ケース② 課税総所得金額650万円
医療費75万円

夫・子：通院費 5万円
妻：セラミックの歯 30万円
母※：入れ歯 40万円

（医療費75万円）－（10万円）

医療費控除額 65万円 × 所得税＋住民税率 30% ＝ 戻ってくる税額 19万5,000円

19万5,000円戻ってきます

※生計を同一とする方が対象となります。同居でなくても仕送りなどで扶養している親族分も対象となります。

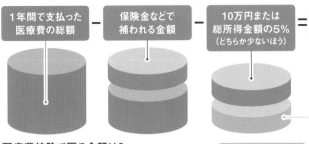

PART 4
55

あなたの歯の年齢がわかる特許取得のシステムとは？

国内初！「歯の年齢診断プロ」

歯科医院に行くと、虫歯や歯周病といった病気になっている歯を教えてくれます。しかし、あなたのお口の状態が同じ年齢の人と比べてよい状態なのか、悪い状態なのかは教えてくれません。

たとえば、虫歯が1本あると言われた40歳の方が2人いたとします。1人は人生で初めての虫歯でほかの歯はすべてキレイな状態です。もう1人は過去に何度も虫歯になり、銀歯は10本以上、抜いた歯は3本もあります。新たに見つかった虫歯の数は同じでも、お口の状態はまったく違います。つまり、歯の本当の年齢とは、過去の治療も含めて判断する必要があります。

歯の寿命をのばす会が開発協力し、特許を取得した「歯の年齢診断プロ」は、厚生労働省「歯科疾患実態調査」の結果をもとに、一人ひとりのお口の状態を客観的な数値で評価して歯の年齢を診断することができる日本で唯一の画期的なシステムです。さらに**現状のまま推移して80歳になったときの歯の状態の予測値をグラフ化して、8020を達成するレベルとの差を示します。**

まずは無料体験版で自分の状態をチェック

「歯の年齢診断プロ」は、もともとは歯科医院向けに提供していたシステムです。その後、一般の方（対象は20～80歳）が利用できる無料体験版をウェブサイト上にオープンしました。

診断はとても簡単で、「詰め物の数」「かぶせ物の数」「抜けた歯の数」「健康な歯の数」の4項目を入力すれば結果がすぐに表示されます。

ぜひ、1度ご自身の歯の年齢を調べてみてください。左ページのQRコードを読み込めば、無料で歯の年齢診断ができます。

「歯の年齢プロ」の必要項目

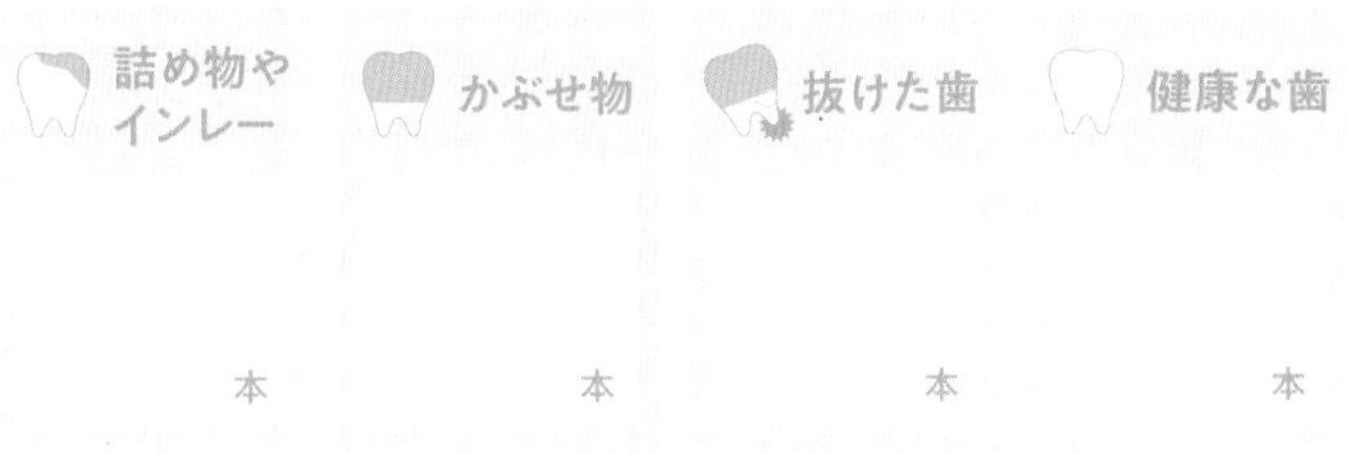
詰め物やインレー
本
かぶせ物
本
抜けた歯
本
健康な歯
本

※4つの項目の本数がわからない場合は、かかりつけの歯科医院で聞く、もしくは直接記入してもらう

※すべての項目で親知らずは除外

※歯列矯正で抜いた歯は「抜けた歯」の数に含めない

※4つの項目の合計数は28本以下になる

診断結果例①歯の寿命進行レベルのグラフ

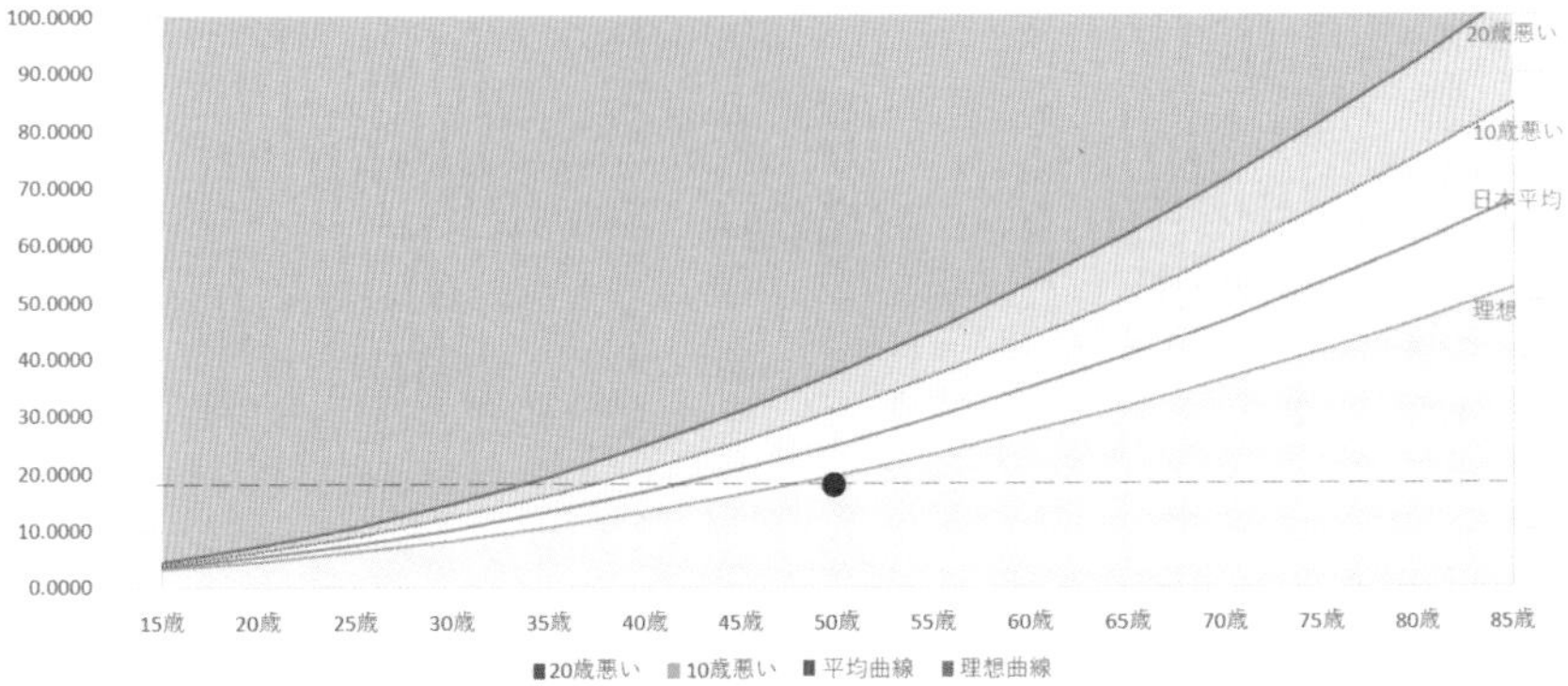

診断結果例②歯の年齢と比較

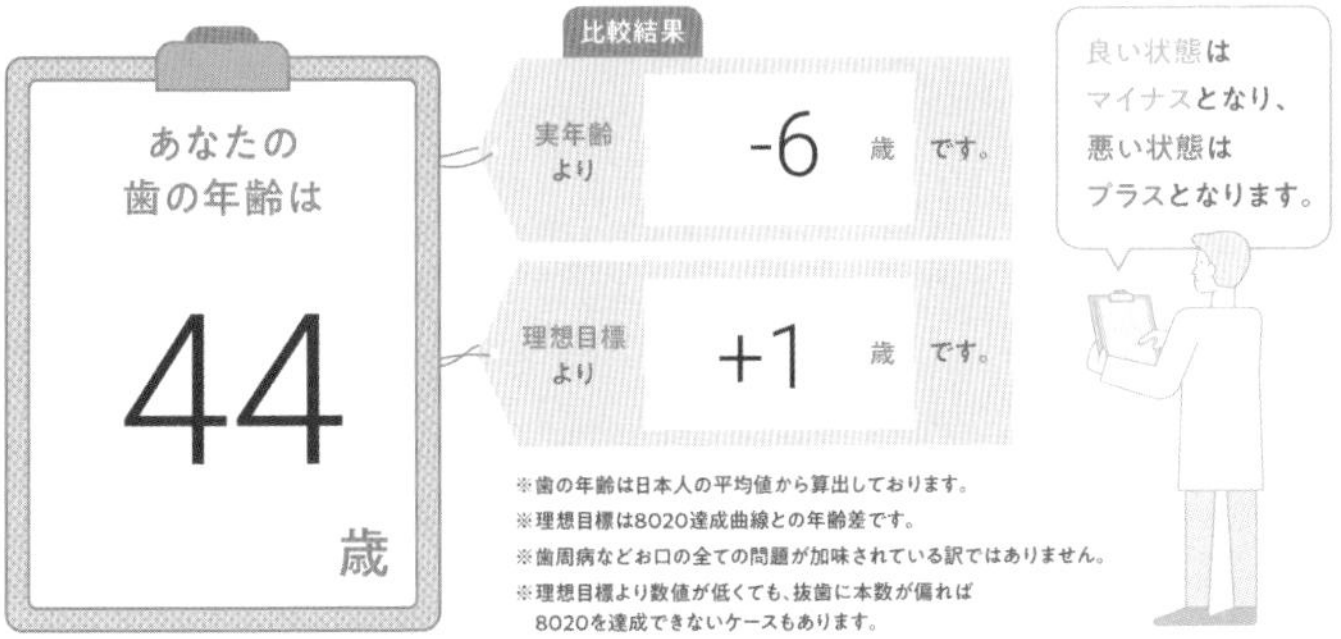

「歯の年齢診断プロ無料体験版」ウェブサイト

https://tooth-age.com/free_patient_trial

おわりに

小さな一歩が歯の寿命を大きく延ばす

思い返せば、歯科医師になってからすぐのときに、大学時代に習った歯の学問と現実とのギャップを感じました。学問的には、歯を長く残すためにいろいろな治療や予防があるのに、世の中には浸透していない状況でした。特に感じたのは歯周病治療や予防に関してです。

そして、歯科医師が抱いている気持ちと患者さんの気持ちにもギャップがありました。実際にそれを反映するように当時の日本人の歯の寿命はとても短く、80歳で残っている歯の本数の平均は9本でした。

日本の歯科医療の質は高く、国民皆保険制度もあるのに、そんな現状が不思議で仕方がありませんでした。そこで、「日本人の歯の寿命が短い原因はなんだろう?」と自分なりに考え、調べていくうちに歯の大切さと歯を守るためのポイントが世の中に浸透してないことが原因のひとつだとわかったのです。

人生の結果は、知っているか、知らないかの少しの違いで大きく変わることがあります。誰でも1度や2度は「もっと早く知っていれば……」と思ったことがあるのではないでしょうか。歯も同様に、歯の知識を理解して、小さな行動を起こせば、歯の寿命を延ばすことは可能です。

私は、ギャップに気づいてから、自分の患者さんに歯の真実を伝えるようになりました。ただ、私一人で伝えられる人数には限界があります。そこで発足したのが、一般社団法人歯の寿命をのばす会です。現在351の歯科医院が参加し、全国各地で患者さんに「歯の大切さや歯を守る方法」を伝えてくれています。

今回、本書の出版では、多くの会員の先生方にサポートしていただきました。会員みんなで制作した本を世に出すことができて、とても嬉しく思っています。

また、出版にあたっては、アプローチ株式会社の中村浩介社長にご提案やアドバイスをいただきました。この場を借りてお礼を申し上げます。

そして、歯科医師の日坂充宏先生の日頃のサポートや的確なアドバイスのおかげで、会の発足をはじめ、いろいろなことが実現できたと思っています。本当に感謝してもしきれません。改めて感謝申し上げます。

最後に、歯は老化で失ってしまうものとあきらめないでください。かかりつけの先生と一緒に歯を守る取り組みをしていけば、いまあるご自身の歯を少しでも長く残すことが可能です。

これからは人生100年時代と言われていますが、日本人は80歳頃になると、半分しか歯が残っていない人がほとんどです。歯を失ってから、「もっと早く対策すればよかった」と後悔するのはもったいないと思います。

歯の寿命を延ばすことは、人生において必ずプラスに働きます。100歳で20本の歯を残すことを目標に、この本に書かれていることをひとつでも多く実践してください。

最後まで読んでいただいて、ありがとうございます。日本人の歯の寿命が延びることを願って、これからも活動を続けていきたいと思います。

一般社団法人 歯の寿命をのばす会代表

伊勢海信宏

［著者略歴］

一般社団法人歯の寿命をのばす会

歯の問題で困っている患者さんに正しい歯の知識を伝え、歯の健康維持に寄与することを目的として、2016年８月に設立。歯科医師の伊勢海信宏が代表を務める。全国351の歯科医院が参加（2023年11月現在）。主な事業内容は、歯の予防に関する知識の普及・啓発、歯科医院に向けた情報提供・講座開催など。2021年５月には、抜けた歯や治療した歯の数から歯の年齢を診断する特許取得の画期的なシステム「歯の年齢診断プロ」の開発に協力。また、2023年８月には、一般の方（対象は20～80歳）が利用できる「歯の年齢診断プロ無料体験版」をウェブサイト上にオープンした。

大人《おとな》女子《じょし》のためのデンタルケア事典《じてん》

2024年2月1日　初版発行
2024年2月26日　第2刷発行

著　者　一般社団法人歯の寿命をのばす会

発行者　小早川幸一郎

発　行　株式会社クロスメディア・パブリッシング
〒151-0051 東京都渋谷区千駄ヶ谷4-20-3 東栄神宮外苑ビル
https://www.cm-publishing.co.jp
◎本の内容に関するお問い合わせ先：TEL（03）5413-3140／FAX（03）5413-3141

発　売　株式会社インプレス
〒101-0051 東京都千代田区神田神保町一丁目105番地
◎乱丁本・落丁本などのお問い合わせ先：FAX（03）6837-5023
service@impress.co.jp
※古書店で購入されたものについてはお取り替えできません

印刷・製本　株式会社シナノ

　ISBN978-4-295-40929-8　C0047